国家重点研发计划 面向健康照明的光生物机理及应用研究 2017YFB0403700

中国教育装备研究院 生态校园教学环境建设理论与实践 CEFR18003K3

中央基本科研业务费 面向青少年近视防控和老年人群生理节律影响的健康照明研发 512019Y-6685

生 态 校 园 建 设 丛 书

视觉健康与光环境

蔡建奇 等◎著

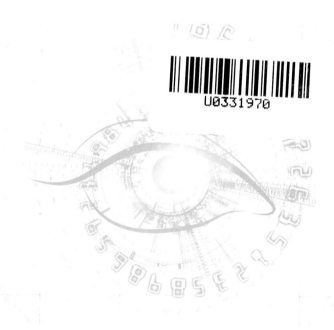

中国标准出版社

北 京

图书在版编目（CIP）数据

视觉健康与光环境 / 蔡建奇 等著 . — 北京：中国标准
出版社，2019.10
　ISBN 978-7-5066-9464-3

　Ⅰ . ①视… Ⅱ . ①蔡… Ⅲ . ①视力保护—青少年读物
Ⅳ . ① R77-49

中国版本图书馆 CIP 数据核字（2019）第 174875 号

视觉健康与光环境

中国标准出版社　出版发行

北京市朝阳区和平里西街甲 2 号（100029）
北京市西城区三里河北街 16 号（100045）
网址：www.spc.net.cn
总编室：（010）68533533
发行中心：（010）51780238
读者服务部：（010）68523946
大厂回族自治县益利印刷有限公司印刷
各地新华书店经销
＊
开本 700×1000 1/16　印张 7.25　字数 92 千字
2019 年 10 月第一版　2019 年 10 月第一次印刷
＊
定价 49.00 元

中国生态校园
建设系列丛书

柳斌题签

"生态校园建设丛书" 编写委员会

顾 问

柳 斌　中华人民共和国国家教育委员会原副主任

线联平　北京市教委原主任、北京市高校学会会长

程天权　中国人民大学原党委书记

李稚田　北京师范大学教授、博士生导师

主 任

王 富　中国教育装备行业协会会长

常务副主任

刘子玉　生态校园行动工作委员会常务副主任

副主任（按拼音首字母排序）

蔡建奇	柴旭津	邓高峰	段金星	郭晋宝	胡玉泉	姜文义
京 梅	彭干瑜	彭志新	覃苏琼	刘定鸣	刘彦平	孙广学
孙宇新	王德如	王 戈	王书勤	王 旭	王雅薇	杨大伟
姚智如	于文泉	翟 晗	詹万生	张 捷	张 宁	

委 员

樊海龙	范义虎	刘延彬	马 波	纪克宁	孙宏根	宿静静
温莹莹	张 弨	王伦波	王可昕	张海霞	郑克瑜	张景海

《视觉健康与光环境》 **著者名单**

蔡建奇　曾珊珊　郭娅　温蓉蓉　郝文涛

《视觉健康与光环境》 **专家委员会**

委 员

刘子玉　曾珊珊　温蓉蓉　郭　娅　郝文涛　唐　萍　刘丽娟
罗爱芹　姜春晖　张　玉　康永印　李俊凯　杨　华　陈　义
潘丽君　王　戈　冯俊华　刘延彬　孙宇新　张　栋　孙子建
王德超　魏越群　孙　哲　张　朋　胡李敏　蔡　明　冯垲威

审定顾问

王宗龄　汤万金　邢立强　范义虎　马　波　孙宏根　宿静静
温莹莹　王可昕　张　弨　张海霞　段金星　郑克瑜

《视觉健康与光环境》 **参与单位**

中国标准化研究院　　　　　　　中国计量大学
北京同仁医院　　　　　　　　　昆山人因健康工程研发中心
复旦大学附属眼耳鼻喉科医院　　天津市教育委员会教育技术装备中心
北京理工大学　　　　　　　　　山东省教育技术装备服务中心
中国科学院半导体研究所

序

习近平总书记在 2019 年第三期《求是》杂志发表题为《推动我国生态文明建设迈上新台阶》的署名文章中强调：生态文明建设是关系中华民族永续发展的根本大计；生态兴则文明兴，生态衰则文明衰，要加强党对生态文明建设的领导。《健康中国 2030 规划纲要》（以下简称"纲要"）中也明确要求以中小学为重点，加快生态校园建设，以促进我国教育事业健康持续发展。

为贯彻落实习近平总书记的指示精神，落实中共中央、国务院印发的"纲要"及《中国教育现代化 2035》战略规划，推动教育改革，促进未来教育事业的发展，适应经济社会发展的客观需要，提升校园环境，保护师生们的身心健康，推进生态文明建设，中国教育装备行业协会和中华少年儿童慈善救助基金会共同发起了中国"生态校园"行动，其主旨就是推动生态校园建设。

生态校园建设，就是将生态学的原理与方法，融入校园规划、设计、建设、管理及运行之中，使人与自然关系和谐，物种布局结构合理，自然环境优良，物质资源和信息技术得到充分利用，建设集学习、工作、活动、休闲功能于一体的人工生态系统。为给生态校园建设提供政策支持、理论指导及可资借鉴的标准、规范，介绍国内外生态文化、生态教育方面的知识、做法，总结、推广生态校园建设的成功经验及可复制的案例，开展生态校园建设的理论研究，把生态校园建设落到实处，生态校园行动工作委员会决定，组建"生态校园建设丛书"（以下简称"丛书"）编辑委员会，组织相关专家、学者及具有丰富实践经验的一线教育工作者编撰"丛书"。

"丛书"的主要内容涉及生态校园建设概论，中国传统生态文化，国际生态教育简介，生态学校管理，生态教育课程，生态教育社会实践课程，生态校园的教室、照明、饮水、空气、食堂、视听、文化、运动、校园安全、用电设备、工程建设、移动校园、校园环境建设等，共二十余册。

　　为了编撰好"丛书"，相关专家、学者及部分教育工作者发挥自身专长，以科学之态、严谨之风、仁爱之心，倾心尽力，不辞辛劳，为推动生态校园建设，促进师生健康做出了积极贡献。

　　"丛书"是生态校园建设的知识宝库。它为我们学习生态文化、掌握标准规范、借鉴成功经验、建设生态校园提供了有益的帮助。希望有志于生态校园建设同志认真学习"丛书"，使其发挥应有的作用。同时希望各级教育装备行业的同志做好"丛书"宣传、推广工作，为推进我国生态文明建设作出新的贡献。

中国教育装备行业协会会长
"生态校园建设丛书"编辑委员会主任

2019年8月25日

　　"生态校园建设丛书"之《视觉健康与光环境》分册即将付梓出版，该书作者蔡建奇邀我为之作序，我欣然应允。

　　蔡建奇是一名科技工作者，青年才俊，在勤奋钻研本专业的同时，还挤出时间关注我国儿童和青少年视觉健康的状况，收集文献资料，进行调查研究，从科学的视角对视力的众多问题进行剖析，并指出改进的良方，给读者实实在在的启发。在当今世界纷繁复杂的环境下，中小学生能否德智体美劳全面发展，能否身心健康成长，学校当然肩负教育的重任，但家庭、社会也同样担负着育人的千钧重担，三者形成合力，方能取得成效。为此，凡是社会上各行各业做了促进中小学生健康成长的事，我这个终身从事基础教育的老教师总是心存感激。尽管我对视觉健康与光环境的科学原理知之甚少甚浅，但仍不揣粗陋，姑且说几句。

　　保护视力的重要性，可以说是妇孺皆知。教育部门更是一而再、再而三地发文强调降低青少年近视率是工作重点。学校数十年来坚持做眼保健操，不可说不重视。然后，近些年来，学生近视呈现高发、低龄化趋势是不争的事实，令人揪心。形成这种趋势，原因是多方面的，但认识肤浅、偏颇，防与治均不到位，屡见不鲜。如有的人认为视力好不好是个人的小事，天生的，遗传所至，没有办法。视力强弱对个人而言，也是大事，它不但影响人的身体健康，对人的心理、情绪、思维、品质都均有影响，对人的学习、工作、生活均起到十分重要的作用。儿童与青少年的成长离不开观察自然，观察社会，不管是读书，获取间接经验，还是参加实践，获取大自然与人类社会的直接经验，都必须有好的视力。观察，实际上是眼睛的采访，视力强或弱，影响到观察的广度、精度、深度、差异度，直接关系到认知的水平、收获的大小，怎能说是小事呢？儿童与青少年是我国新长征途中建设的主力军、生力军，他们的视觉健康不仅是他们身心健康的大事，而且是一个关系国家和民族未来的大问题。中国特色社会主义建设事业许多部门都需要视力好的人工作奉献。站在国家大业的高度来认识，我们就不会掉以轻心，更会增强责任意识。

近视有先天遗传问题，但后天防治更为重要。这些年来，我们确实在"防"，确实在"治"，花了大量精力，但有两点仍然不够"到位"。一是工作常停留在"常识"层面，很少从科学的高度来研究，来实施。如何科学用眼，科学护眼，对眼科学要作点认真的探讨、认真的研究，学生读写光环境的营造与配置，同样要作点科学探讨。凭经验，凭主观臆断，缺少扎扎实实的科学依据，防治的质量就可想而知。前面说的眼保健操，每个动作起什么作用，做到哪个份上才起作用，不少老师、学生讲不出个一二三四。于是，做操就往往流于形式，达不到预期的效果。我们太需要眼科学常识的普及，学生、家长、教师眼科学普及知识水平提高，防治质量必然大大提升。二是碰到事情、碰到问题，就把视觉健康置之脑后。对手机的迷恋、对分数的崇拜、对各种培训各种补课无穷无尽的加码，使得视力过度运用，视觉健康怎不受到损害？这些情况的出现，防治就被架空，学生、家长、教师、社会培训部门都有不可推卸的责任。

儿童与青少年是家庭的宝贝、国家的财富。面对他们近视高发问题，读点科学防治的书籍，切实把防治工作做到位，呵护好孩子的眼睛，让他们拥有一个光明的未来。这是功德无量的事。

于漪
2019 年 8 月

于漪，全国特级教师，全国三八红旗手，全国先进工作者。2018 年 12 月 18 日，党中央、国务院授予于漪同志改革先锋称号，颁授改革先锋奖章。2019 年 9 月 17 日，被授予"人民教育家"国家荣誉称号。

本书 序 2

在 21 世纪这个高度信息化的时代，视觉健康对于每个人无疑都是十分重要的。近年来，随着信息技术和电子技术产品深入人民生活，近视已成为影响我国青少年视觉健康的最大问题。2018 年 8 月，习近平总书记指示有关方面，要结合深化教育改革，拿出有效的综合防治方案，并督促各地区、各有关部门抓好落实。做好青少年近视防控，保障青少年视觉健康是一个集合了眼科学、光学、生命科学、教育和社会科学等多学科的跨领域、综合性的问题，既需要通过基础研究探究机理机制，理清近视成因，更要从使用场景——光环境上着手，通过科学、定量、清晰明确的指标和方法有效指导具体解决方案的研究和应用。

本书编著团队长期致力于光照条件对人眼影响的光生物机理研究，近 8 年来他们通过 15000 人以上的大样本人眼视功能生理过程性实验，发现了可显性表征视疲劳的典型生理参量，基于此首创了客观量化评价各类光照条件对人眼视功能生理影响的视觉健康舒适度评测方法，构建了以我国原创技术为核心的光健康评价标准体系，并应用该方法确定了适用于中国人群视功能生理特点的光参数指标要求，相关研究成果已形成多项团体标准、国家标准和国际标准。

本书从有效保障青少年视觉健康的具体措施出发，围绕政府、学校、家长和青少年的实际使用需求，深入浅出地介绍了眼生理知识、验光配镜的重点注意事项，并结合编著团队多年的研究成果给出了适宜人眼的具体光照要求和适用于不同年龄段青少年视觉作业的建议时长，为青少年的科学护眼、科学用眼提供了切实有效的实用指导。

在我国全面开展青少年近视防控工作的背景下，我谨向相关政府部门和教育机构的工作人员、老师、家长及学生推荐本书。愿每一个孩子都有一双明亮健康的眼睛去凝视世间一切美好。

2019年9月

张玉奎，中国科学院院士，中国科学院大连化学物理研究所研究员，博士生导师。

前　言

近年来，以近视为主的儿童青少年视觉健康问题已成为重大的公共卫生问题，日益受到社会广泛关注。2018 年 8 月，中共中央总书记、国家主席、中央军委主席习近平作出重要指示，我国学生近视呈现高发、低龄化趋势，严重影响孩子们的身心健康，这是一个关系国家和民族未来的大问题，必须高度重视，不能任其发展。

长久以来，谈及如何预防近视、保护视觉健康，往往会得到"保证光线充足、避免眩光、适量的阅读时长、端正的坐姿、适中的读写距离以及加强户外运动"等建议，但是这些建议多缺少具体指标要求，无法真正地为青少年的视觉健康保护起到有效的指导作用。本书从实际应用出发，在科普视觉健康知识的同时，对适宜人眼健康的光环境及显示产品的使用等提出明确的指标要求和具体的应用指南。希望本书能够从"实用"的角度为保障青少年的视觉健康提供有效助力！

成稿之际，感谢于漪先生，于先生给了我很大鼓励，并欣然接受邀请为本书作序。于先生的序通俗而又雅致，亦为本书增色不少。感谢我的导师张玉奎院士为本书作序，张老师学识渊博，治学严谨，对我的科研研究帮助极大。本书得到了中国教育装备协会、生态校园行动工作委员会的大力支持，本书的撰写得到了各编委及所在单位的全力支持。本书的完成汇聚了许多专家、教授的智慧和汗水，在此无法一一列出，谨在此书出版发行之际表达诚挚的谢意！

蔡建奇

2019 年 8 月

目 录 CONTENT

第一章

绪论

    光无处不在，正是因为有光我们才能看到这缤纷的世界，才能感知沐浴阳光的"清新"，才能在每日清早起床时感到"神智清明"，才能在日落星移时"倦而入眠"。光对人体的影响涉及方方面面，如果从系统角度划分，可以大致分为光致视觉系统影响、光致非视觉系统影响（主要影响人体的生物钟和昼夜节律）、光致脑功能系统影响以及光致皮肤和代谢系统影响。其中光致视觉系统影响是最受关注的，因为人类大量的外部信息接收依赖视觉，光在其中有着举足轻重的作用。

    21 世纪是光的世纪，以半导体发光技术为代表的 LED 照明和新型显示设备改变了我们的生活。通过对光的控制，人们实现了特定光环境的构建甚至虚拟环境的构成，大大丰富了人类的视觉内容，改变了我们传统的生活。人类处于人造光环境之中或直接面对人造光媒体的时间大大增加，在增加了视觉信息感知量的同时，也加重了对视觉信息处理的负担，由此产生了一系列问题和影响。2017 年 8 月《柳叶刀全球健康（The Lancet Global Health）》刊登的 Bourne 教授的《全球流行的失明、远视和近视障碍的幅度、时间趋势和预测：系统评价与分析》一文中指出，全球 2015 年有 73.3 亿人口，其中约有 3600 万人失明、2.166 亿人患有中度至重度视力障碍、1.885 亿人有轻度视力障碍。失明人数从 1990 年的

3060 万增加到 2015 年的 3600 万，增加了 17.6%。中度和重度视力损害患者人数也从 1990 年的 1.599 亿增加到 2015 年的 2.166 亿。而 2010 年 3 月，Rahi 教授在《眼科（Ophthalmology）》刊登的《儿童早期眼病的患病率及相关因素》一文中提到，根据调查结果，在 3 岁儿童中大约 5.7% 的儿童会患有眼科疾病。通过对 14981 名参与调查的儿童视力进行检查，结果显示，屈光不正占比 1.47%、弱视占比 0.708%、斜视占比 2.2%、角膜损伤占比 0.03%、视网膜损伤占比 0.058%、视神经损伤占比 0.02%、玻璃体出血占比 0.01%、色盲占比 0.01%。

2016 年 2 月《眼科（Ophthalmology）》刊登了华柏恩教授的《近视和高度近视在全球范围内的流行以及 2000 年至 2050 年的趋势》。该文回顾了 145 项研究报告，覆盖全球 210 万人群，文中指出全球近视患者 2000 年为 14.06 亿、2010 年近 19.5 亿（占全球人口比例 28.3%），同时研究预测 2020 年全球预计有 26.2 亿近视患者，2050 年全球近视人口将达总人口的一半（47.58 亿），包括 9.38 亿高度近视人口。据统计，2014 年我国近视眼患病人数约 6.429 亿，约占总人口 47%，儿童青少年中 50%~60% 患有近视。近视已经成为严重影响公众健康及生活质量的公共卫生问题。

一、中国儿童青少年视觉健康大事记

2018 年 8 月新华社讯，习近平总书记在看到有关报刊刊载的《中国学生近视高发亟待干预》一文后，要求有关方面结合深化教育改革，拿出有效的综合防治方案，共同呵护好孩子的眼睛，让他们拥有一个光明的未来。

2018 年 8 月 30 日,教育部、国家卫生健康委员会、国家体育总局、财政部、人力资源和社会保障部、国家市场监督管理总局、国家新闻出版署和国家广播电视总局八个部委联合发布了《综合防控儿童青少年近视实施方案》,目标是:到 2023 年,力争实现全国儿童青少年总体近视率在 2018 年的基础上每年降低 0.5 个百分点以上,近视高发省份每年降低 1 个百分点以上。到 2030 年,6 岁儿童近视率控制在 3% 左右,小学生近视率下降到 38% 以下,初中生下降到 60% 以下,高中阶段学生近视率下降到 70% 以下。

2017 年 10 月,为贯彻落实中共中央、国务院印发的《"健康中国 2030"规划纲要》精神,提升校园环境,保护师生们的身心健康,中国教育装备行业协会和中华少年儿童慈善救助基金会共同发起了开展中国"生态校园"行动,旨在从空气治理、学生营养、安全健康饮水、照明、教学多媒体、供暖、教学设备等方面加强健康学校建设,提升学生健康水平。

2012 年,在联合国基金项目的支持下,中国标准化研究院视觉健康与安全防护实验室率先开始研究光照与人眼的光生物影响机理。通过这一研究,构建了以人眼生理指标客观量化评价光致人眼视疲劳、眼底及视功能发育的视觉健康舒适度评测模型,初步完成了传统光致人眼视功能影响评价,特别是解决了视疲劳评价多采用主观评价无法有效量化、深入分析的问题。近几年来,中国标准化研究院视觉健康与安全防护实验室通过大样本的人因实验、细胞分子学实验、动物实验研究,先后发现并明确了人眼视网膜对于不同蓝光光谱的光强耐受阈值、适用于中国人群视功能生理特点的光照(照度、亮度)要求、不同频闪对于人眼的视疲劳影响情况等一系列涵盖视觉健康与光环境的研究成果,并于

2017年发布了国际上首个光健康国际标准《LED产品视觉健康舒适度测试方法 第一部分：概述》。2019年，在国际照明委员会（CIE）中主导成立了"光与近视"技术委员会。

2008年4月28日，全国学生近视眼预防研讨会在武汉召开。教育部副部长陈小娅在会上强调指出：预防近视不仅仅是教育行政部门的问题，还关系到方方面面。学生近视预防工作是一项专业的、公益的活动，政府的主导能起到明确的导向作用，同时还要加强媒体的宣传、寻求医疗卫生等系统的帮助，如加强对校医的培养等。2008年8月12日，教育部发布了《中小学体育工作督导评估指标体系（试行）》的通知，把近视防治纳入评估内容，督导结果将作为考核领导干部政绩的重要内容。同年9月4日，教育部发布《中小学学生近视眼防控工作方案》，这是我国自1988年以来首次对该方案进行修订，同时《中小学学生近视眼防控工作方案（试行）》作废。

2007年5月7日，中共中央、国务院颁发了《关于加强青少年体育增强青少年体质的意见》，明确指出将降低青少年近视率作为工作重点，至此，我国全方位展开近视防控工作。12月，教育部体育卫生与艺术教育司出台了《教育部体育卫生与艺术司2008年学校卫生工作思路及重点》，明确将近视防治作为重点工作。

1996年，卫生部、教育部、团中央、中国残疾人联合会等12个部委联合发出 通知，确定每年6月6日为"全国爱眼日"。首届"全国爱眼日"的主题为"保护儿童和青少年视力"。

1988年2月1日，国家教育委员会办公厅颁布《中小学学生近视眼防治工作方案（试行）》，这是中国政府首次颁布学生近视防治工作方案。在政府的指导下，各级教育行政部门和学校在有关部门的支持和配合下，积极开展多项近视防治工作，在全国掀起了一次近视防治的高潮，并取得显著成效，学生近视危害受到全社会人士的关注，很多地区学生近视比例得到控制或有所下降。

二、本书的意义及阅读指南

眼睛是心灵的窗户。视觉健康不但影响人的身体健康，更对人的心理情绪、生活学习乃至工作成长都起着重要的作用。

儿童青少年是祖国的未来和民族的希望。近年来，随着中小学生课业负担加重，手机、电脑等光电产品普及，缺乏体育锻炼、缺少户外活动等情况的不断加剧，我国儿童青少年近视率不断攀升，近视低龄化、高度近视率增加等问题日益严重。据《国民视觉健康报告》白皮书估算，2012 年，各类视力缺陷造成的社会经济成本约 6800 多亿元。如果近视人口持续增加，在航空航天、精密制造、军事等领域，符合视力要求的劳动力面临着巨大的缺口，将直接影响经济社会可持续发展和国家安全。因此解决儿童青少年的视觉健康问题已刻不容缓！

长久以来，当我们普及视觉健康知识的时候，我们往往会说"光线要充足、要避免反光、阅读时间勿太长、坐姿要端正、看书距离应适中、电视距离勿太近、户外运动不可少"等，但是这些要求或指导往往缺乏明确的量化指标，无法真正指导学校、父母以及青少年的具体实践，本书希望从光生物机理角度去详细描述光对人眼的生理影响，从具体应用出发系统介绍不同类型产品 / 环境的指标要求，从而真正从"实用"的角度将保障青少年视觉健康落到"实处"！

本书共分 6 章,分别从眼睛的科普、儿童青少年眼镜验配、光环境要求、儿童青少年显示产品使用指南以及近视防控建议和经典案例 5 个方面探讨如何科学护眼、科学用眼。为提升阅读效率，每个章节多分为章节精要和章节详解两个部分，章节精要是该章节的要点提炼，一般情况下读者可以在 5 分钟内完成要点的阅读，获得有效的应用指导；章节详解则系统性说明相关机理，供读者深入阅读。

第二章
CHAPTER 2 眼睛的科普

一、章节精要

（一）认识人眼

1. 人眼结构

眼球剖面示意图（如图2-1）。

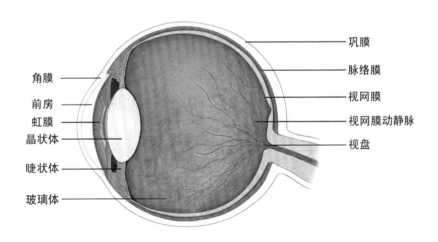

图2-1　眼球剖面示意图

2. 人眼的成像过程

光通过角膜—虹膜—晶状体—玻璃体进入视网膜，在视网膜上将光信号转换为电信号，再通过视神经进入大脑，最终实现视觉成像，这是一个光学系统—光电转换和编码—视皮层解码的复杂过程。

3. 人眼是一个复杂的光学系统

如果将人眼简单类比为一个照相机（如图2-2），那么角膜就是相机的镜头组的前表面镜头；瞳孔是光圈，调整入光量；受睫状肌调节而变化的晶状体是调焦镜片，帮助我们实现视远和视近的不同视物需求；视网膜则是感光CCD（电荷耦合器件）；眼轴长度就是焦距。

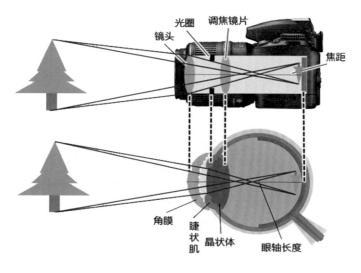

图2-2　人眼类比"照相机"

在这一系统中：

a. 角膜是重要的屈光介质，其总屈光力大约为4300度，约占总眼球屈光力的70%，大多数非高度近视是因为角膜屈光高导致的。

b. 晶状体形如双凸透镜，位于瞳孔和虹膜后面、玻璃体前面。晶状体富有弹性，它会在悬韧带与睫状肌的牵拉下产生形变，从而实现眼睛的调焦，但晶状体会随年龄增长而弹性逐渐减弱。老视（老花眼）的主要原因就是因为晶状体弹性减弱，人眼无法进行有效的调焦。若紫外线照射导致晶状体发生光化学反应，则形成白内障。

c. 视网膜是人眼的光感受器，它将光信号转化为电信号并通过视神经传导到大脑。视网膜后极部有一无血管的凹陷区，临床上称黄斑，它是视网膜上视觉最敏锐的部位。黄斑变性通常是高龄退化的自然结果，随着年龄增加，视网膜组织退化、变薄，引起黄斑功能下降，造成视物不清甚至失明。另外，过强的光照也会诱发黄斑变性。

d. 眼轴长度类似于镜头的焦距，正常人的眼轴长度约为 24mm~24.5mm，眼轴长度每增长 1mm，近视度数约增加 300 度。一般将眼轴长度超过 26mm、且近视度数超过 600 度的人群称为高度近视人群。青少年在青春期眼轴长度会出现较大的变化，目前我国青少年已出现青春期前眼轴长度过度增长的情况，这可能易发高度近视，需要特别关注。

（二）近视成因

针对以中、日、韩人口为代表的东亚蒙古人群而言，近视的诱因主要包括如下四个方面：

a. 遗传因素。该因素主要是针对眼轴性近视，对于眼轴长度超过 26mm~27mm（正常人群的眼轴平均长度约为 24mm）的近视人群而言，其遗传概率大于 50%。

b. 人种生理性差异，即巩膜厚度。对比其他人群，东亚蒙古人群的巩膜最薄，容易出现眼轴增长从而诱发近视。

c. 自然光和人工光的差异。太阳光是不断变化的光。在工业时代前的千万年，人类生活在光谱能量分布不断变化、亮度不停调整的自然光照环境中，对这类光环境的适应刻入我们的基因。人工光与自然光在光谱能量分布上存在不同，自然光可以与人的眼生理组织发生光化学反应，从而减缓眼轴的增长，抑制近视的发育。

d. 视觉作业习惯。伴随着现代科技的高速发展，越来越多的工作由室外转到室内，与之相伴的视觉作业也由视远转为视近。特别是随着计算机技术的高速发展，电子游戏乃至智能手机全面普及，越来越多的工作和日常视觉任务由面检索转变为点检索、由静态检索转变为动态检索，我们每天在人工光环境下的时长超过"视物时长"的三分之二。近十年来，不只是中国，包括欧美在内的西方国家人们的近视率均有大幅提升。21 世纪以来，近视率不断攀升的其核心原因在于视疲劳。

（三）近视的分类

近视一般分为角膜性近视和眼轴性近视。角膜性近视通常不会转变为高度近视，而眼轴性近视则多为高度近视，青少年在进行视功能检查时，需要专门对角膜曲率 / 角膜屈光和眼轴长度进行测量。如果未进入青春期的青少年眼轴长度已超过 24.5mm，家长需要特别关注并考虑采取干预措施，以防止转为高度近视。

中国人属于东亚蒙古人群。而东亚蒙古人群是全球近视率较高的人种，其主要原因之一就是因为其巩膜较其他人种更薄更软，因此更易出现眼轴增长的情况。自然光对巩膜的加固有着积极的促进作用，因此户外活动对于防治近视是十分重要的，建议青少年每天在户外自然光下进行 2 小时左右的活动。

（四）儿童青少年易患眼病

婴幼儿和儿童青少年易发眼部病变有以下几种：

a. 先天性白内障；

b. 早产儿视网膜病变；

c. 先天性青光眼；

d. 视网膜母细胞瘤；

e. 脑视觉损伤；

f. 斜视；

g. 弱视；

h. 近视；

i. 远视；

j. 散光；

k. 儿童葡萄膜炎。

斜视、弱视和屈光不正（近视、远视、散光）是学龄前儿童多见的眼部疾患，也是影响儿童视觉功能发育的主要原因。

（五）近视的研究调查

2014 年全国学生体质与健康调研结果显示，我国各学段学生近视率持续上升，7 岁 ~12 岁小学生、13 岁 ~15 岁初中生、16 岁 ~18 岁高中生视力不良率分别为 45.71%、74.36%、83.28%；视力不良低龄化现象明显，7 岁男生、女生视力不良率分别为 28.95%、32.15%。据国家卫生健康委员会通报，2018 年我国儿童青少年总体近视率已达 53.6%。

北京大学 2015 年发布的《国民视觉健康报告》指出，假如没有有效的政策干预，到 2020 年，我国近视人口有可能高达 7 亿人，其中高度近视的人口将达到 5000 万左右，远高于北美和欧洲。

近视轻则影响正常生活，重则引起视觉疾病，如严重近视导致近视性黄斑病变、白内障、视网膜脱落等视力障碍。高度近视是视力致盲的病因之一。高度近视患者，眼轴过度拉长，容易导致眼球组织受牵拉变薄，到一定程度时可能引起眼底损伤，发展为病理性近视，从而引发视网膜裂孔、视网膜脱离、黄斑变性等，甚至可能导致失明。多项研究证实高度近视存在一定遗传倾向，对我国出生人口质量将带来一定影响。

二、章节详解

（一）眼结构

眼视觉系统包括眼球、眼附属器、视路、视皮层以及眼的相关血管神经等。下面将从眼球、眼附属器、视路三个方面系统性地介绍眼结构。

1. 眼球

眼球近似球形，其前面是透明的角膜，其余大部分为乳白色的巩膜，后面有视神经与颅内视路及视觉中枢连接。正常眼球前后径在人刚出生时约 16mm，3 岁时达 23mm，成年时为 24mm，垂直径较水平径略短。眼球由眼球壁和眼球内容物所组成（见图 2-1）。

（1）眼球壁

眼球壁分为三层：外层由角膜及巩膜构成，中层由虹膜、睫状体及脉络膜构成，内层为视网膜。

1）眼球壁的外层主要是胶原纤维组织，由前部透明的角膜和后部乳白色的巩膜共同构成眼球完整封闭的外壁，起到保护眼内组织、维持眼球形态的作用。

①角膜：位于眼球前部中央，呈略向前凸的透明近圆形组织结构，横径为 11.5mm~12mm，垂直径为 10.5mm~11mm。角膜中央部厚度约为 0.5mm~0.57mm，周边部厚度约 1.0mm。其各部分的曲率不同，中央瞳孔区直径 4mm 的圆形区域各点的曲率半径差距很小，可视为球形，称为光学区。而中央区以外的角膜各点曲率半径不等，前表面水平方向曲率半径约为 7.8mm、垂直方向曲率半径约为 7.7mm，后表面的曲率半径约为 6.8mm。角膜是最重要的屈光介质，其前表面的屈光力为 4880 度，后表面为 -580 度，总屈光力为 4300 度，约占总眼球屈光力的 70%。在组织学上，可将其从前到后分为五部分：上皮细胞层、前弹力层、基质层、后弹力层及内皮细胞层。

②巩膜：质地坚韧，呈乳白色，主要由致密而相互交错的胶原纤维组成。在组织学上可将巩膜分为表层巩膜、巩膜实质层和棕黑板层。巩膜表面被眼球筋膜包裹，前面又被球结膜覆盖。角膜、巩膜和结膜、筋膜在角膜缘处相互融合附着。

③角膜缘：是角膜和巩膜的移行区，由于透明的角膜嵌入不透明的巩膜内，并逐渐过渡到巩膜，所以在眼球表面和组织学上没有一条明确的分界线。

④前房角：位于周边角膜与虹膜根部的连接处。

2）眼球壁的中层为葡萄膜，又称血管膜、色素膜，富含黑色素和血管。此层由相互衔接的 3 部分组成，由前到后依次为虹膜、睫状体和脉络膜。

①虹膜：为一圆盘状膜，自睫状体伸展到晶状体前面，将眼球前部腔隙隔成前房与后房。虹膜悬在房水中，其表面辐射状凹凸不平的褶皱

称为虹膜纹理和隐窝。虹膜的中央有一2.5mm~4mm的圆孔称为瞳孔。

②睫状体：为位于虹膜根部与脉络膜之间的宽约6mm~7mm的环状组织，其矢状面略呈三角形，巩膜突是睫状体基底部附着处。

③脉络膜：为葡萄膜的后部，前起锯齿缘，后止于视乳头周围，介于视网膜与巩膜之间，有丰富的血管和黑色素细胞，组成小叶状结构。

3）眼球壁的内层为视网膜，是一层透明的膜，位于脉络膜的内层。

①中心凹：视网膜后极部有一无血管凹陷区，解剖学中称其为中心凹，临床上也称作黄斑，乃由于该区含有丰富的黄色素而得名。其中央有一小凹，解剖上称中心小凹，临床上称为黄斑中心凹，是视网膜上视觉最敏锐的部位。黄斑区的色素上皮细胞含有较多色素，因此在检眼镜下颜色较暗，中心凹处可见反光点称中心凹反射。

②视盘：又称视乳头，距黄斑鼻侧约3mm，大小约为1.5mm×1.75mm，是视网膜上视觉神经纤维汇集组成视神经，向视觉中枢传递，而穿出眼球的部位，呈边界清楚的橙红色略呈椭圆形的盘状结构，其中央的小凹陷区称视杯或杯凹。

（2）眼球内容物

眼球内容物包括房水、晶状体和玻璃体三种透明物质，是光线进入眼内到达视网膜的通路，它们与角膜一并称为眼的屈光介质。

1）房水：眼内透明液体，充满前房与后房。

2）晶状体：形如双凸透镜，位于瞳孔和虹膜后面、玻璃体前面，由晶状体悬韧带与睫状体的冠部联系固定。由晶状体囊和晶状体纤维组成，富有弹性，但随年龄增长弹性逐渐减弱。晶状体的前表面曲率半径约10mm、后表面曲率半径约6mm。晶状体前后两面交界处称为晶状体赤道部，两面的顶点分别称为晶状体前极和晶状体后极，直径约9mm，厚度随年龄增长而缓慢增加，中央厚度一般为 4mm。

3）玻璃体：为透明的胶质体，充满于玻璃体腔内，占眼球内容积的五分之四，约 4.5mL。

2. 眼附属器

眼附属器主要包括眼眶、眼睑、结膜、泪器、眼外肌等部分。

（1）眼眶：为四边锥形的骨窝。其开口向前，锥朝向后略偏内侧，由 7 块骨构成，即额骨、蝶骨、筛骨、腭骨、泪骨、上颌骨和颧骨。

（2）眼睑：位于眼眶前部，覆盖于眼球表面，分上睑和下睑，其游离缘称睑缘。上、下睑缘间的裂隙称睑裂，其内外连结处分别称内眦和外眦。

（3）结膜：一层薄的半透明粘膜，柔软、光滑且富有弹性，覆盖于眼睑后面（睑结膜）、部分眼球表面（球结膜）以及睑部到球部的返折部分（穹隆结膜）。这三部分结膜形成一个以睑裂为开口的囊状间隙，称结膜囊。

（4）泪器：由分泌泪液系统和导流泪液系统（泪道）两部分组成。分泌泪液系统包括泪腺和副泪腺，导流泪液系统包括泪小点、泪小管、泪囊和鼻泪管。

（5）眼外肌：控制眼球运动的肌肉，包括横纹肌、直肌和斜肌。每眼各有横纹肌 6 条、直肌 4 条（即上、下、内、外直肌）、斜肌 2 条（即上斜肌和下斜肌）。

3. 视路

视路是视觉信息从视网膜光感受器开始到大脑枕叶视中枢的传导路径。临床上通常将由视神经开始，经视交叉、视束、外侧膝状体、视放射到枕叶视中枢的神经传导通路称作视路。

人的眼睛近似球形，位于眼眶内。最前端突出于眶外 12mm~14mm，受眼睑保护。眼球包括眼球壁和眼球内容物。眼球壁分外、中、内三层。眼球壁外层由角膜、巩膜组成。前六分之一为透明的角膜，后六分之五为白色的巩膜，俗称"眼白"。眼球壁中层又称葡萄膜，包括虹膜、睫状体和脉络膜三部分。对黄种人来说，眼球壁中央有 2.5mm~4mm 大小的瞳孔。睫状体外侧为巩膜，内侧则通过悬韧带与晶体赤道部相连。眼球壁内层为视网膜，含锥体细胞和杆体细胞两类感光细胞。眼底的后极部有一直径约为 1.5mm 的黄斑，鼻侧约 3mm 处有一直径为 1.5mm 的淡红色区，为视盘，亦称视乳头，为视觉盲点。

眼球内容物包括房水、晶状体和玻璃体。房水由睫状突产生，有营养角膜、晶体及玻璃体的作用，也用以维持眼压。晶状体为富有弹性的透明体，形如双凸透镜，位于虹膜和瞳孔之后、玻璃体之前。玻璃体为透明的胶质体，充满眼球后五分之四的空腔内，主要成分为水。玻璃体有屈光作用，也起着支撑视网膜的作用。

解剖学中人眼视觉成像原理是：光线进入眼睛，经过角膜、晶状体、玻璃体等屈光系统的折射后，聚集在视网膜上，形成光的刺激；视网膜上的感光细胞受到光的刺激后，经过一系列的物理化学变化，产生了电流（神经冲动）；再经由视网膜神经纤维传导至视神经，两眼的视神经在脑垂体附近会合，最后到达大脑皮层的视觉中枢，产生视觉，宏观表现即为人类通过眼睛获取外界信息。

（二）眼睛的生物进化和属性

眼睛的视觉是从无到有、从简单到复杂、从低级到高级的发展过程。眼睛通过屈光系统的成像、感光系统的反应和视觉神经系统的传递及加工处理，来完成"看得见"的过程，实现生物器官的主要功能。

1. 眼睛的生物进化过程

光感受器在眼睛的生物进化中具有重要作用，从低等无脊椎动物体表杂乱散布的简单的光敏感细胞（皮肤光觉），到精致的脊椎动物的眼睛，都依靠光感受器。

（1）单细胞动物的光反应

单细胞动物没有眼睛，但可以对光线发生反应。眼点是单细胞动物中最原始的眼。它是细胞中一部分对光线特别敏感的原生质聚成一团形成的胞器。

（2）多细胞动物的眼睛

多细胞动物的眼睛按照进化的程度分为上皮眼和脑眼。上皮眼出现在无脊椎动物中，分布在皮肤上，可分为单眼和复眼；脑眼出现于脊椎动物中，存在于中枢神经系统中，具有视网膜、暗室与屈光装置。

2. 眼睛的双重属性

从生物学角度看，眼睛是人身体的一部分，眼部疾病也可能是全身疾病的反映。从视觉科学角度看，人类获得视觉信息的首要前提是将外界物体反射的光线经过屈光系统后在视网膜上清晰成像。这也就决定了眼睛不同于其他人体器官，而具有特殊的双重属性：既具有其他人体器官共有的生物属性，同时又具有能将光作为适应刺激的光学属性。

（1）眼睛的生物属性

一是眼球从外到内，即从角膜到眼底，视网膜到视皮质，由纤维、血管、神经、肌肉等组织构成，各个组织均有可能发生损伤、感染、炎症等问题；二是人眼又是机体不可分割的一部分，人体各大系统的疾病都可能在眼部有所表现，有些甚至以眼部表现为首发症状。

（2）眼睛的光学属性

眼球从泪膜、角膜、前房、晶状体、玻璃体到视网膜，每一截面都是眼睛复合光学系统的组成部分，类似于光学镜头。如果将其比作一个照相机（见图2-2），那么角膜相当于照相机的镜头组的前表面镜头，角膜的屈光力约为4300度，占了眼球总屈光力的70%以上；瞳孔相当于调整入光量用的光圈；受睫状肌调节而变化的晶状体相当于调焦镜片，其形如双凸透镜，通过改变其形状来调节眼睛的屈光度，以实现视远和视近的不同视物需求；视网膜则相当于光学仪器的感光成像系统，起着信息的传导及分析整合作用；眼轴长度相当于焦距。

眼睛的生物属性和光学属性两者相互关联。当眼睛的生物属性被破坏时，其光学属性也可能出现问题。例如，角膜瘢痕、晶状体混浊、黄斑变性等各种影响光学信号传导的疾病可能造成视力、视野等视觉功能障碍。同时，当光学属性不尽完美时，如高度散光、高度远视，也可能造成流泪、眼痛、视疲劳等不适症状，如果在发育期眼球不能正常接受光信号，就有可能影响眼球的正常发育。

（三）儿童青少年易患的眼病介绍

一般眼病患者的自觉症状常有以下几种：

（1）视力障碍

视力突然或逐渐下降，看远（近视眼）或看近（远视或老视眼）不清楚，视物变形（黄斑疾病）、变小、变色，夜盲，单眼或双眼复视，视野缩小，眼前出现固定或飘动的黑影等。

（2）感觉异常

常见的眼部感觉异常包括眼部刺痛、胀疼、痒、有异物感、畏光、流泪等，常见于角膜炎症、外伤、急性虹膜炎、青光眼等。

（3）外观异常

常见的眼部外观异常包括眼部充血、出血、有分泌物、肿胀、有新生物等。

对新生儿和婴幼儿来说，眼球器质性病变，如先天性白内障、视网膜母细胞瘤，是造成视力损伤的严重因素。根据文献报告，全球每700个新生儿中就有1例发生先天性白内障，并进一步导致弱视。在美国，视网膜母细胞瘤的发生概率是1/20000。婴幼儿和儿童青少年眼部病变的患病率详见表2-1。

表2-1　婴幼儿和儿童青少年的眼部病变的患病率

眼部病变	患病率或发病率
先天性白内障	0.02%（0岁~1岁儿童）
	0.42%（6岁~15岁儿童青少年）
早产儿视网膜病变	52%（出生体重<750g的婴儿）
	32%（出生体重750g~799g的婴儿）
	15%（出生体重1000g~1250g的婴儿）
先天性青光眼	0.0015%~0.0054%（<20岁儿童青少年）
视网膜母细胞瘤	0.005%（<15岁儿童青少年）
脑视觉损伤	尚缺少确切的患病率或发病率资料
斜视	1%~3%（6个月~72个月儿童）
弱视	1%~3%（6个月~72个月儿童）
屈光不正	—
近视眼	0.7%~5%（5岁~17岁儿童青少年）
远视眼	4%~9%（5岁~17岁儿童青少年）
散光	0.5%~3%（5岁~17岁儿童青少年）
儿童葡萄膜炎	发病率0.004%（<16岁儿童青少年）

斜视、弱视和屈光不正（近视、远视、散光）是学龄前儿童多见的眼部疾患，也是影响儿童视觉功能发育的主要因素。据统计，约有4%的儿童患有斜视，50%斜视儿童合并单眼弱视。根据被调查人群和所使用的诊断标准不同，弱视患病率的范围在1%~5%。20%儿童在十余岁时会发生较明显的屈光不正。儿童的视力不佳时，在生活中常表现为喜眯眼视物、歪侧着头视物等，当发现有类似情况出现时，家长和老师要重视，尽早带孩子去医院做检查并进行治疗。

儿童青少年的常见眼病包括近视眼、白内障和沙眼。近视是指远处平行光线进入眼内，经过角膜、晶状体、房水等折射后，其焦点不落在视网膜上，而落在视网膜前面的现象。近视眼看远处东西模糊不清，看近物清楚，通常将50度~300度的度数称为轻度近视，300度~600度的度数称为中度近视，600度及以上的度数称为高度近视。

晶状体混浊并在一定程度上影响视力的症状，称为白内障。从解剖学上来说，任何晶状体的混浊都为白内障。白内障的临床表现包括晶状体混浊呈现乳白色，视物有灰白影、视物模糊、视物变形、眩光、单眼复视、颜色改变等。儿童青少年患白内障的原因有遗传、代谢、外伤、辐射、中毒或营养障碍等，按照其成因可分为先天性白内障、外伤性白内障、药物与中毒性白内障及辐射与营养障碍性白内障。

沙眼是由沙眼衣原体引起的结膜、角膜慢性增生性炎症，以结膜滤泡形成的乳头肥大和角膜血管翳为特点，晚期常见瘢痕形成。沙眼病变表现为充血、血管模糊、有粗糙的乳头及大小不等的混浊的滤泡。临床表现为眼部摩擦感、畏光、流泪、眼分泌物增多等，在继发感染、角膜溃疡、睑内翻倒睫时，可引起严重视力障碍。

（四）近视的现状、危害及成因

近年来，我国近视的发病率呈上升趋势，以儿童青少年近视为主的眼健康问题，已成为重大的公共卫生问题，日益受到社会广泛关注。虽然各地区、各部门不断探索和加强儿童青少年近视防控工作及视力健康管理体制机制，但青少年视力不良问题一直没有得到有效遏制，形势依然严峻，遏制近视高发的态势也迫在眉睫。

1. 近视的现状

近视是全球波及范围最广的健康问题，并且呈现不断增长的趋势。1971 年以来，美国近视患病率增加了 66%。亚洲近 50 年，超过 80% 的大学毕业生患有近视。

（1）全球近视人口现状及未来预测

当前，全球近视人口比例快速增加，近视已成为不容忽视的公共卫生问题。2016 年美国《眼科（Ophthalmology）》杂志发文称，2000 年全世界约 14.06 亿人近视，占世界人口 22.9%，预计到 2050 年将增至 47.58 亿，占世界人口 49.8%，50 年间将增长约 2 倍，其中 10 岁 ~25 岁亚洲近视人口增长最快。美国青少年近视率约 25%；英国小学毕业生近视率低于 10%；德国青少年近视率低于 15%；日本 2012 年至 2017 年小学生近视率由 30.7% 上升至 32.5%，初中生近视率由 54.8% 上升至 56.3%。

根据最新研究报告，近视发病年龄越来越早，呈年轻化，严重程度也呈增加趋势。相关研究显示，2000 年全球高度近视人数为 1.3 亿，占总人口 2.2%，占近视人口十分之一，但预计到 2050 年高度近视将超过 9.2 亿，占全球总人口 10%，占近视人口五分之一。可以看出，高度近视患者人数也在不断增长。

图 2-3 是曾发表在《自然（Nature）》杂志上新加坡华人幼儿园和学校 8 年来孩子的成长变化的照片，可以看到从幼儿园开始到小学再到中学，佩戴框架眼镜的儿童青少年比例不断增加。相似的一幕一直在我们身边发生，当我们自己或者周边的朋友、亲人开始佩戴眼镜的时候，我们可能才意识到，近视已经悄悄来到了我们身边，并开始影响我们的生活。

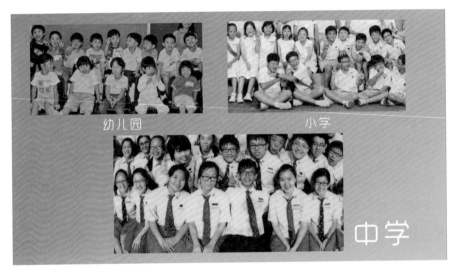

图2-3　新加坡的华人幼儿园和学校佩戴眼镜的孩子不断增多

（2）我国近视人口现状及未来预测

近年来，中小学生课内外学习内容丰富，智能手机、平板电脑等电子产品普及，使得儿童青少年存在用眼过度、用眼不卫生、缺乏体育锻炼和户外活动的情况。加上社会上对儿童青少年近视防控工作和视力健康管理认识不足，公众视觉健康知识匮乏，视觉健康领域政策保障薄弱，各部门协同配合不够等因素，我国儿童青少年近视问题越发严重，近视率居高不下，且不断攀升，呈现低龄化、重度化、发展快、程度深的趋势。2014年全国学生体质与健康调研结果显示，我国各学段学生近视率持续上升，小学生、初中生、高中生视力不良率均在50%上下。

全球成人近视发病率，中国排在第3位，其中儿童近视的发生率有逐年升高的趋势。目前，大学生近视发病人数达2440万，高度近视（600度及以上）人数达580万。成人病理性近视人数大约有770万~2660万，儿童大约有28.3万。目前中国近视患病的特点是人数众多，学生发生比例占多数，病理性近视是致盲和低视力的主要原因。

（3）高度近视的人口现状及未来预测

高度近视患者的眼轴过度拉长，眼球组织受牵拉变薄，到一定程度时容易导致眼底损伤，发展为病理性近视，从而引发视网膜裂孔、视网膜脱离、黄斑变性等，甚至可能导致失明。研究显示，眼底脉络膜新生血管疾病在普通人群中发病率为0.05%，在病理性近视人群中发病率高达5%~10%，是普通人群的100倍以上，超过10年的病理性近视中发病率高达10%，是普通人群的200倍。如果是双眼患有病理性近视，眼底脉络膜新生血管疾病的发病率可高达20%，是普通人的400倍。根据报告，亚洲成年人患病理性近视的比例可高达非亚洲人的3倍。因为病理性近视造成视力损伤的，亚洲人群是欧洲人群的近3倍；年致盲发生率，亚洲人群约为欧洲人群的2倍。

在区域分布上，亚洲人群的高度近视患病率远高于非亚洲人群。非亚洲人群中，青年人的高度近视患病率为2.0%~2.3%，中老年人的高度近视患病率为1.6%~4.6%。而在亚洲人群中，青年人的患病率则达到6.8%~21.6%，中老年人的患病率为0.8%~9.1%。

我国是一个典型的高度近视高发国家，青少年高度近视患病率约为

6.69%~38.4%，呈现出年轻化趋势。高度近视易导致永久性视力损害，甚至失明，目前已成为我国第二大致盲原因。

举例：高度近视家庭

　　小蔡的爷爷近视700度，奶奶近视600度，爸爸近视800度，妈妈近视650度。小蔡今年8岁了，近视500度。最近一次的眼部检查显示，小蔡的眼轴长度远远高于同龄人的正常水平，而且出现了眼底改变。医生说，眼底改变是不可逆的，小蔡正处于眼球发育的快速增长期，以后近视的度数及眼轴的增长幅度也将远远大于常人。

　　2. 近视成因

　　人眼屈光状态的整体分布情况与种族、地区、职业、年龄等许多因素有关，除遗传因素外，环境因素对人眼屈光状态也会产生显著的影响。近视的发病机制包括病因与发生机制，下文就单纯性近视与病理性近视分别进行讨论。

　　（1）单纯性近视

　　1）病因

　　多认为单纯性近视是环境因素决定的，这主要是基于近距工作和户外活动对近视发生率的影响，论据是流行病学调查与动物实验。

　　早期流行病学调查发现单纯近视发生率与近距离工作量有关，近距离工作影响近视发生发展的机制中，比较认可的解释是"为对焦而生长"的理论。人眼的实际调节反应通常小于调节刺激，具有一定量的调节滞后，使得像聚焦在视网膜之后，造成远视性离焦，从而在视网膜上成一个模糊斑。视网膜为了减少模糊斑的大小，会使眼底朝着像聚焦的位置生长，于是眼轴逐渐延长，形成了轴性近视（多数近视在儿童期和青春期发生，主要是玻璃体腔延长而导致眼轴延长），这一理论通过动物实验得到了证实。也有研究发现连续近距离工作一段时间后会发生短暂的轻度近视（持续 1 分钟~2 分钟），这种现象是由于调节张力所致，称为近距离工作诱导的暂时性近视。

近年流行病学调查发现户外活动与单纯性近视眼发生率的关系非常密切，缺乏户外活动是导致近视发生的原因之一；一些研究结果显示户外活动时间与近视发生率显著相关。

2）发生机制

这里是指引起近视发生的病理、光学、细胞生物学和分子生物学改变。决定眼屈光力的主要因素为角膜曲率半径、晶状体屈光力与眼轴长度，这三项中如有一项异常即可造成近视；三者均在正常范围内，如果组合不当，也可造成近视。

（2）病理性近视

病理性近视的发生通常与遗传有关，其遗传方式也比较复杂。

1）遗传方式

病理性近视的遗传方式主要为单基因遗传，具有遗传异质性，有常染色体隐性遗传、常染色体显性遗传、性连锁隐性遗传等各种遗传方式。

2）基因定位

病理性近视已做出基因定位，在常染色体显性遗传病例中的有 9 个，常染色体隐性遗传病例只有 1 个。总体来说，针对东亚蒙古人群而言，近视的诱因主要包括如下四个方面：a. 遗传因素。b. 人种生理性差异，即巩膜厚度。c. 自然光和人工光的差异。d. 视觉作业习惯。

21 世纪以来东西方近视率的不断攀升，其核心因素在于视疲劳。作为近视的诱因，视疲劳最早由 William Mackengin 在 1843 年提出，临床表现为视力模糊、流泪和头痛三大特点。但随着相关研究的不断深入，

2014年中华医学会眼视光学组达成共识，认为用眼后出现不耐久视、暂时性视物模糊、眼部干涩、灼烧感、发痒、胀痛、流泪，头痛、头晕、记忆力减退、失眠等即为视疲劳。在现代医学对视疲劳病因机制的研究中发现，导致视疲劳的因素众多，有眼部调节能力、用眼习惯、环境因素、心理因素、神经因素、全身性因素等。其中环境因素中的照明条件是目前改善视疲劳最有效且最直接的方式，因此了解光与视疲劳的关系，对于改善国民视疲劳、降低近视发病率非常关键。

3.近视的危害

虽然目前的近视率不断攀升，但并未引起人们的足够重视。很多人并不知道，低度近视如果不加以控制，任其发展，有可能变成高度近视。而高度近视已成为我国致盲的主要原因。

超过600度的近视称为高度近视，易引发视网膜脱落、黄斑病变及脉络膜新生血管等并发症。不仅如此，高度近视到晚期时，合并开角型青光眼的概率是正常人的三倍。这是因为在近视度数不断加深的过程中，眼轴会不断被拉长，导致眼球结构发生变化，进而出现多种病理性改变。随着年龄的增大，高度近视人群的眼底病变也会明显增加，尤其是超过900度的高度近视人群，有50%的人会出现眼底病变。

不仅如此，高度近视遗传给孩子的可能性较高，即使父母双方都没有高度近视，但只要家族里有高度近视的成员，孩子就有遗传高度近视的可能。因此，发现了近视一定要尽早控制，尤其是针对儿童青少年。一旦发现孩子的近视发展很快，如在6岁、7岁以前就近视，每年以100度的速度发展，且家族有高度近视病史，就要引起高度重视，尽早干预。

建议近视600度以上的人，包括已经做过屈光手术的人，至少每年做一次眼底检查。因为屈光手术改变的只是眼表，而高度近视人群的眼底仍处于高危状态。通俗来讲，眼睛就如同相机，屈光手术只是换了个镜头，底片并没有换，所以风险依旧。也正是因为这样，屈光手术只能称为矫正近视，而非治疗近视。因此，屈光手术后，仍要定期进行眼健康检查。

（1）高度近视

1）高度近视的危害

绝大部分近视为发育过度所造成，眼球结构改变主要表现为眼轴（眼球前后径称为眼轴）增长。所以，度数越高，眼球过度拉长得就越多，导致眼底组织疏松变薄，出现了高度近视的标志性眼底改变——豹纹状眼底（见图2-4）。

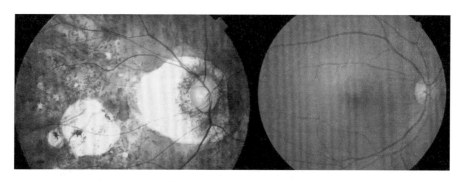

图2-4　高度近视眼底（左）与正常眼底（右）的对比

高度近视眼底的变化过程可以比喻成擀饺子皮，最开始饺子皮很厚比较结实，只是皮有点小，擀着擀着皮儿变大了，但是薄了很多，不结实很容易破漏。高度近视的患者因为视网膜以及其他眼底组织疏松变薄，结构稳固性下降，所以应避免外力压迫眼球，造成眼底的损伤。对高度近视的孕妇来说，分娩的压力也有可能造成眼底的损伤，在分娩之前可结合眼底的情况选择适当的分娩方式。

2）高度近视的主要并发症

①后巩膜葡萄肿：发生率为 77.1%。主要表现为眼球后极部向后扩张，通俗一点说就是眼球的前后径增大。视神经和黄斑周围视网膜变性萎缩，矫正视力下降。近视度数越高，后巩膜葡萄肿的发生率越高。

②视网膜萎缩变性、出血和裂孔：由于眼球的前后径变长，发生后巩膜葡萄肿等因素，高度近视患者容易出现视网膜变性、裂孔，引起出血。视网膜是眼球感受视觉信息的重要组织，其发生裂孔、出血后易导致失明。

③视网膜下新生血管：正常情况下视网膜有丰富的血管，但是过多的血管生长属于异常。高度近视时，后极部视网膜下可出现新生血管，过多的新生血管若属于异常血管，易引起出血，影响视力。

④视网膜脱离：是高度近视最常见的并发症。由于近视眼眼球前后直径增长，出现眼内营养障碍，视网膜周边部常发生囊样变性、格子样变性等。变性区视网膜非常薄，极易发生穿孔，再加上玻璃体液化、活动度增加，牵拉视网膜发生脱离。在视网膜脱离中，70% 是高度近视眼。视网膜脱离后会丧失感受视觉信息的功能，如不及时治疗会导致失明。

⑤白内障：晶状体是眼球内调节焦点和通过光线的重要器官，高度近视眼的眼内营养代谢不正常，使晶状体的囊膜通透性改变，晶状体由于营养障碍和代谢失常而逐渐发生混浊，致使视力逐渐减退，产生并发性白内障。这种白内障发展缓慢，以核心混浊和后囊膜混浊为主。

⑥青光眼：青光眼是一组以视乳头萎及凹陷、视野缺损及视力下降为共同特征的疾病。病理性眼压增高，视神经供血不足是其发病的原发危险因素。正常人眼球内大部分是液体，会对眼球壁产生压力，称为眼压。眼压和血压一样，不能太高，也不能太低。近视眼眼房角处滤帘结构不

正常，所以眼内的房水流出阻力较大，在眼内的液体越积越多，容易引起眼压升高。

⑦玻璃体浑浊：就是飞蚊症，它的表现是，如果在看比较亮的背景中的物体时，眼前有像蚊子黑影一样的东西，会随着眼睛的转动而飘动。

（2）低中度近视的危害

低中度近视的人觉得眯着眼睛能够看清物体，生活中戴着眼镜也不方便，常选择不戴。但这时眼睛看外界的事物是非常吃力的，非常容易疲劳不适，容易干涩。生长发育期的孩子需要特别注意，如果选择不戴眼镜，近视度数将增长得更快。一般情况，建议近视的孩子坚持日常佩戴眼镜。低中度近视的人有发展成高度近视的可能，所以大家一定要保护好自己的眼睛，尽量控制度数的增长，不至于将来度数过高。

4. 近视的影响

（1）近视对学习的影响

近视不仅会视物模糊、眼睛干涩酸痛，还会引起精神难以集中、情绪烦躁甚至头晕等现象，会让孩子在学习上花费更长的时间，在心理方面容易出现情绪波动及性格改变，长期如此有可能造成心理疾病。如果家长或者老师没有及时正确地干预，或者没有给孩子进行必要的视力矫正，有可能造成孩子心理自卑、厌恶学习、易怒等问题，发生其他伤害的可能性也会增加。

（2）近视对就业选择的限制

近视不仅影响到孩子们的身体健康，对孩子未来的择业方向也会产生一定影响。

如裸眼视力任何一眼低于5.0（1.0）者，不能录取的本科及以上专业：飞行技术、航海技术、消防工程、刑事科学技术、侦察。不能录取的专科专业：海洋船舶驾驶及与以上专业相同或相近专业（如民航空中交通管制）。

（3）近视对未来婚育的影响

近视眼在发生和发展过程中，遗传因素起到重要作用。父母都是高度近视，子女近视的可能性将大大增加。因此，若孩子本身是近视或发展为高度近视，未来在择偶、婚恋方面会受到一定影响，也影响下一代的国民健康素质。

第三章

CHAPTER 3 儿童青少年的眼镜验配

一、章节精要

（一）儿童青少年出现近视的主要行为表征

看物体时经常眯眼、频繁眨眼、经常歪着头看物体、经常皱眉、经常拉扯眼角、看东西时经常斜视、看物体时眼睛和物体贴得很近、经常看错人或看不清东西，当出现上述行为中的一种或几种时，家长要考虑孩子可能患近视了，需要带孩子验光检查。

（二）儿童青少年眼镜验配要点

1. 儿童青少年首次验光需要采用散瞳验光方式

儿童青少年的眼睫状肌调节能力极强，散瞳验光可以麻痹睫状肌从而准确验出儿童青少年的真实屈光值。如果不采用散瞳验光，直接使用电脑验光，容易出现近视度数测不准、假性近视误诊为近视等。

2. 常规验光流程

常规验光流程见图3-1。

3. 隐形眼镜验光重点

隐形眼镜直接与角膜接触，消毒、卫生需要特别关注。同时角膜需

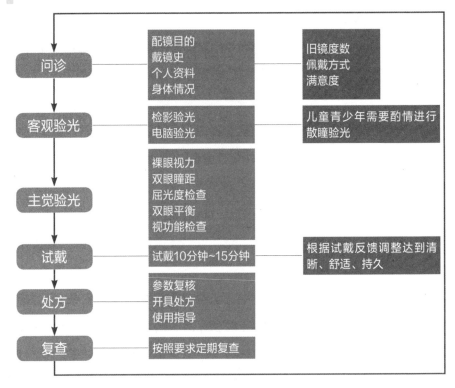

图3-1 常规验光流程图

要"呼吸",因此选择隐形眼镜需要关注产品的透氧率,佩戴隐形眼镜每日不得超过12小时,以保障角膜可以有效"呼吸"。隐形眼镜验光步骤包括:常规裂隙灯检查;眼底检查;泪膜检查;测量角膜直径——决定镜片的合适直径;测量角膜曲率——计算角膜散光和确定镜片基弧;进行电脑验光及主觉验光——按等效球镜计算出镜片度数;进行眼压测量——排除相关眼病。

4. 角膜塑形镜(OK镜)的验配注意事项

通过按压角膜从而降低角膜屈光度数,因此其对角膜性近视的防治作用较好,OK镜的验配年龄需要在8岁~9岁后。另外,OK镜护理操作要求高，若护理不当可能会导致眼睛发炎和受伤。

5. 功能性眼镜——防蓝光眼镜

在选购防蓝光眼镜/镜片产品时，应选择满足以下光安全/光透射比要求的产品（见表3-1）。

表3-1 蓝光防护产品的光安全/光透射比要求

光谱范围 λ（nm）	光安全/光透射比要求
$385 \leq \lambda < 415$	<75%
$415 \leq \lambda < 445$	≤80%
$445 \leq \lambda < 475$	>80%
$475 \leq \lambda < 505$	>80%

目前，市场上销售的防蓝光眼镜多存在两类防蓝光误区，一类是对人眼的蓝光易损伤区 415nm~445nm 波段范围内几乎没有防护效果，另一类则是过度防护——全面屏蔽了 400nm~500nm 波段范围内的蓝光光谱，这导致对生理节律起到调节作用的蓝光无法进入人眼，同时镜片多出现严重的黄色色偏，会加剧视疲劳。建议购买无色偏且对 445nm 以下蓝光进行定量防护的眼镜产品。

6. 0.01% 阿托品滴液

目前 0.01% 阿托品滴液是抑制眼轴增长效果较好的近视防治方式，但是需要注意，存在小部分儿童青少年在使用阿托品后出现调节紊乱的情况。

7. 不同近视管理方法对近视的延缓效果

不同近视管理方法效果对比情况（见表3-2）。

表3-2　不同近视管理方法效果对比表

方法	单光框架	软性接触镜	RGP*	周边离焦框架镜	渐进多焦框架镜	双光镜	双光棱镜	角膜塑形镜
眼轴延缓量	—	—	—	0.05mm	0.05mm	0.08mm	0.09mm	0.15mm
屈光度数延缓量	—	—	—	0.12D	0.17D	0.26D	0.34D	0.25~0.50D
近视控制效力	无	无	无	弱	弱	弱	中等	中等
*RGP为硬性角膜接触镜。								

二、章节详解

（一）早期近视的判断

如何才能及早发现孩子近视了呢？

生活中，如果孩子有以下一种或几种表现，有可能近视了，应该尽早进行屈光检查。

a. 看物体时经常眯眼：近视患者看东西时经常眯眼，因为眯眼时眼睑可以遮挡部分瞳孔，减少光线的散射，从而暂时提高和改善视力。

b. 频繁眨眼、揉眼睛：部分儿童青少年近视看不清时，会经常眨眼和揉眼睛，为的是更好地看清物体。

c. 经常歪着头看物体：一些早期近视的儿童青少年常常会歪着头看物体。因为歪着头看物体时，可以减少光线散射对其视力的影响或习惯性用视力较好的那只眼睛看物体。

d. 经常皱眉：一些近视儿童有皱眉的习惯。这是他们试图改善视力的一种方法。

e. 经常拉扯眼角：少数儿童青少年患了近视以后，会经常用手向外拉扯自己的眼角。因为这样可以达到歪头或眯眼一样的效果。

f. 看东西时经常斜视：部分近视的儿童青少年常会出现斜视，即当其一只眼睛向前看时，另一只眼会不自主地向外侧看。

g. 看物体时眼睛和物体贴得很近：部分近视的儿童青少年看物体时，总要跟物体帖得很近，读书写字时，常抱怨屋子里的光线太暗。

h. 经常看错人或看不清东西：发现孩子遇见熟人常常不打招呼，在暗处行动时常被东西绊倒或碰伤，或是看不清黑板。

（二）近视筛查的方法及判断标准

可以通过近视筛查。近视筛查（myopia screening），是指通过简单、快速的检查或其他方法，发现有近视倾向或已经近视了的儿童和青少年。近视筛查的目的是帮助近视的孩子早诊断、早治疗。

要想准确判断孩子是否近视，目前常用的近视筛查方法有裸眼视力（UCVA）检查和非睫状肌麻痹性屈光度检查（NCAR）。

在近视高风险人群中，同时进行裸眼视力检查（UCVA）和非睫状肌麻痹性屈光度数检查（NCAR），比单独做其中一项检查，结果更准确（如图 3-2）。

如果筛查发现裸眼视力 <5.0，而且非睫状肌麻痹下，电脑验光仪验出来的屈光度数小于 500 度，建议进一步精确检测屈光度，详见《儿童青少年近视普查工作流程专家共识（2019）》相关内容。

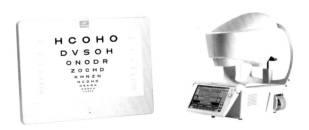

图 3-2　UCVA检查用视力表及NCAR检查用电脑验光仪

a. 近视的早期可以通过近视筛查进行判断。

b. 当儿童青少年出现看东西眯眼、经常眨眼揉眼、歪头、扯眼角、视物过近或看不清时，应该怀疑有近视的可能，需要带孩子到正规眼睛验光机构进行检查。

（三）科学的验光方法

据一则新闻报道，一位10岁的小女孩突然出现恶心、呕吐、头晕、头痛等症状，四处就医都未能查明原因，详细追问病史发现女孩子的不适症状都是戴镜后开始的，经眼科医生详细检查后终于发现"罪魁祸首"，原来小孩子的近视只有50度，却佩戴了足足300度的眼镜。眼镜度数产生如此大的误差，原因在于验配时只根据电脑验光的结果，而未进行完整科学的医学验光。

验光配镜应该到专业的眼镜店或眼科医院进行，尤其是对于初次戴镜的中小学生。科学的验光需要专业的视光师进行完整的视光检查，然后根据配镜者的年龄、眼球位置、眼睛的调节能力、双眼的协调能力，以及疾病对屈光的影响等综合因素决定配镜度数，在戴镜后还要定期复查，适时调整眼镜度数。错误的验光配镜会导致戴镜者视物不清、头晕、恶心、眼球发胀、眼睛疼痛等，严重影响戴镜者的学习工作和生活，甚至可能导致儿童青少年近视进一步加深。

验光是眼科学与视光学临床实践中视力检查的主要手段之一。目前，国际上公认的标准验光设备是综合验光仪（见图3-3）。

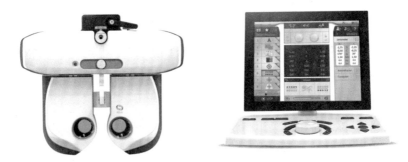

图3-3　综合验光仪机头和操作界面

怎样的验光过程是科学和完整的呢？完整的验光过程包括3个阶段，即：初始阶段、精确阶段和终结阶段。

1. 验光的初始阶段

在这个阶段，验光师主要收集与患者眼部屈光状态相关的基本资料，并根据这些资料预测可能的验光结果。

（1）询问病史并进行常规眼部检查。一般情况询问内容包括：年龄、眼病史、糖尿病史、高血压史等。分别测双眼的远、近视力，眼外和眼底的检查，排除影响视力的眼病，如角膜病、白内障、眼底病和戴隐形眼镜的禁忌证等。

（2）测量双眼的远用和近用瞳距。即双眼在看远处和看近处时瞳孔之间的距离，这是验配眼镜的重要参数。

（3）检查角膜曲率。角膜曲率是角膜的形态指标，其值越大，角膜弯曲度越大。

（4）采用雾视法或药物散瞳。这一步骤有两个目的：一是验光时需要放松紧张的睫状肌，以查出准确的近视度数；二是当需要详细了解眼睛内部情况时，采用该法放松眼睛，方便医生检查。

为什么要进行散瞳验光呢？因为儿童青少年的睫状肌调节能力较强，

眼部睫状肌在紧张的状态下，会产生额外的调节性近视成分。进行雾视法或药物散瞳的目的就是放松睫状肌，从而使验光检查的结果更加准确。比如散瞳前验光为200度近视，散瞳后为100度近视，那么其中调节性近视就有100度。

以下情况首诊时建议采用睫状肌麻痹验光：

a. 建议年龄10岁以下儿童常规使用，12岁~19岁青少年酌情使用；

b. 伴随斜视患者尤其内斜视患者；

c. 调节痉挛；

d. 矫正视力不理想；

e. 进行检影验光，也就是平时看到的插片验光，或者用电脑验光仪（见图3-4）进行客观验光；

f. 如果儿童青少年以前戴眼镜，在这个阶段还需用镜片测度仪检测原镜片的度数。

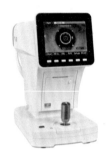

图3-4 电脑验光仪

2. 验光的精准阶段

在这一阶段，会对从初始阶段所获得的预测资料进行检验，或者说复核，这一阶段使用的主要仪器为综合验光仪。

验光师通过调整综合验光仪，让患者对验光的每一微小变化做出反应。由于这一步特别强调患者的主观反应，所以一般又称之为主觉验光。一般包括以下步骤：

a. 单眼远用屈光度测定，最大正镜之最佳视力（MPMVA）。保证单眼看远处的时候，获得最佳视力的最合适度数。近视取最佳矫正视力的最低度数，远视取最佳矫正视力的最高屈光度，以此作为初始验光结果。

b. 单眼第一次红绿片试验。近视患者加或减镜片度数，使看红与绿片清晰度一样为止。远视患者，做融合交叉柱镜下的远格子状视标检测，使横线和竖线的深浅度一致，继而配合红绿视标进行修正，效果更佳。

c. 交叉柱镜调整散光轴位和散光度数。精确散光的轴位和度数，使眼镜的度数更加准确，佩戴更舒适。没有散光可不做这项。

d. 单眼第二次红绿片试验或融合交叉柱镜下的远用格子状视标检测，以调整球镜度数。

e. 双眼远用视力平衡实验。首先双眼雾视 +75 度，对于近视眼患者，将双眼的度数各同时减少 75 度；而远视眼患者，双眼则各增加 75 度。其次，在此基础上，进行视力的平衡实验，比较两只眼睛的视力，哪一只更好一点，增加或减少其中一只眼睛的度数。最终目的是争取双眼的清晰度基本一致。

绝大多数人的两只眼睛中，有一只是优势眼，另外一只，是非优势眼。在观察远处的物体时，优势眼抓住目标，非优势眼观察背景。这样，有利于产生立体视觉。如果双眼的视力不能平衡，则退而求其次，要确保优势眼看得更清楚一些。戴镜前后的优势眼必须保持一致，当双眼的视力不能平衡时，使优势眼看得更清楚一些，会更舒服。如果优势眼矫正颠倒，则会产生视力疲劳。

f. 双眼远用屈光度测定，双眼最大正镜之最佳视力（双眼 MPMVA）。保证双眼同时看远处的时候，获得最佳视力的最合适度数。近视取最佳矫正视力的最低度数，远视取最佳矫正视力的最高屈光度。

g. 双眼红绿片试验或融合交叉柱镜下的远格子状视标检测，以调整双眼远用球镜度数。

h. 单眼、双眼近用视力的测定。对老花眼患者，要进行阅读附加度数的测定。

i. 进行双眼视功能的检查。根据患者的具体情况，分别看远处和看近处，选择性地对双眼的融合功能、眼位（是否斜视、隐斜视）、聚散功能、调节幅度、集合幅度、正负相对调节、正负相对集合和调节集合调节比（AC/A）等，进行测定。

双眼视功能检查可以反映双眼协同工作的能力和状态，为最终的配镜处方以及视觉矫正和训练方案提供依据。

3. 验光的终结阶段

终结阶段的主要工作是为患者确定最终的矫正方案。

把以上所测结果，结合患者原来的眼镜情况、眼位、用眼需求、职业、环境、生活习惯等进行详细分析，作出相应调整后，初步出具处方。验光流程见图3-1。

试戴是不可或缺的。将试戴镜片安装在试镜架上，让患者试戴，并进行一定时间的看远（行走）、看近阅读（动态测试），感受视觉是否清楚，是否有不舒服的感觉，是否有视物变形的情况，以及是否有头痛眼胀、头昏恶心等情况，听取患者意见。如有不适，要找出原因，对验光度数进行修正，直到既看得清楚、看得持久，又没有不舒服的感觉为止。根据最后结果，开具最终验光处方。

另外，还要根据不同患者的不同情况，告诉他们今后佩戴眼镜时可能会出现的一些问题（也叫做"期望值管理"），出现问题时如何正确对待，以及使用眼镜时的注意事项，如何科学爱护自己的眼睛等。

对儿童青少年，应定期随访，积极关注眼部健康，对已经近视的儿童青少年，必须采取近视干预手段，包括近视度数及眼轴的变化，如果近视程度改变，应采取进展性近视的干预手段。建议对儿童青少年的眼健康随访每隔半年一次。对初次检查的儿童青少年，可参考《中华眼视光学与视觉科学杂志》刊载的文章《儿童屈光矫正专家共识（2017）》，屈光不正的矫正方法随年龄改变而发生变化。

（四）眼镜的验配

　　儿童青少年的近视主要采用光学矫正方法。近视的本质是眼轴变长，正确的控制方法包括改善环境和用眼行为（减少近距离用眼、增加户外活动等），采用光学矫正方式干预，包括框架眼镜、隐形眼镜。

　　框架眼镜主要包括单光眼镜以及特殊功能的眼镜，如：渐变附加多焦镜、双光镜、双光棱镜、周边离焦框架眼镜。

　　隐形眼镜包括软性隐形眼镜、硬性角膜接触镜（RGP）以及角膜塑形镜（OK镜）。

　　1. 单光框架眼镜的验配流程

　　验配单光眼镜要做的检查包括8个步骤：①裂隙灯检查；②眼底检查；③眼位检查；④测眼压；⑤测量眼轴和角膜曲率；⑥验光；⑦双眼视功能检查（根据情况）；⑧试戴眼镜，并确定最终处方。

　　2. 特殊设计框架眼镜的验配流程

　　特殊设计的框架眼镜（渐变附加多焦镜、双光镜、双光棱镜、周边离焦设计框架眼镜）验配除以上8个步骤外，还需要增加瞳高的测量以及配发眼镜时的使用指导。

　　3. 软性隐形眼镜的验配流程

　　软性隐形眼镜的验配流程包括以下6大步骤：

（1）病史采集（问诊）

了解患者的戴镜目的，计划的配戴方式，询问病史，排除不能戴镜的禁忌证，同时还要了解其工作、学习和生活情况。

（2）屈光检查和眼部检查

主要包括：a. 常规裂隙灯检查及眼底检查，排除视力下降引起的其他眼病；b. 泪膜检查：TBUT 和泪棱镜高度；c. 测量角膜直径（HVID），以决定镜片的合适直径；d. 测量角膜曲率，以计算角膜散光和确定镜片基弧；e. 电脑验光及主觉验光，测量屈光度数，并按等效球镜计算出镜片度数；f. 眼压测量，排除相关眼病；g. 眼轴等眼生物学测量，综合眼轴和角膜曲率可评估是否存在近视，了解近视进展情况，并可作为近视矫正方案的参考依据。

（3）确定合适镜片

根据屈光和角膜曲率检查结果确定隐形眼镜度数和基弧范围，并根据眼检和问诊结果确定合适的隐形眼镜。

（4）进行配适与试戴评估

评估试戴后的舒适度及配适是否合适，选择诊断性试戴 15 分钟，稳定后先进行主观评估，让患者感受产品的清晰度（可查视力），如不清晰，再进行客观评估，如配适不理想，则进一步调整。

（5）确定处方

a. 利用试戴箱选择试戴片，根据试戴评估结果确定最终处方；b. 戴镜后进行屈光检查，保证最低负球镜矫正至最好视力，然后根据这个开具处方，订购镜片；c. 将散瞳后得到的电脑验光结果作为监测近视进展的指标；d. 核对镜片的各项参数。

（6）患者教育

a. 指导患者摘戴隐形眼镜；b. 指导佩戴者护理、消毒以及储存镜片的方法步骤；c. 告知护理时个人的注意事项，并采用提问的方式确认患者是否记住；d. 告知患者定期随访的重要性，并预约下次随访时间。

4. 硬性角膜接触镜（RGP）的验配流程

硬性角膜接触镜（RGP）的验配流程相对比较复杂，包括以下步骤：

a. 问诊及病史采集，通过这一步骤了解患者的一般资料、配戴目的、既往戴镜史、用药史及过敏史等，排除不能佩戴 RGP 的身体情况。

b. 检查视力和眼屈光状态。

c. 进行眼部健康检查：包括裂隙灯眼前节检查、眼底检查、眼压检查，排除引起视力下降的其他眼病。

d. 进行泪液功能检查，包括检查泪液分泌量及泪膜破裂时间。

e. 测量角膜曲率和眼轴，并进行角膜地形图检查，以了解角膜形态。

f. 进行角膜直径、瞳孔直径、角膜厚度、内皮细胞检查，选做对比敏感度及像差等检查。

g. 选择合适的试戴镜。

h. 戴镜待泪液稳定后（通常需要 20 分钟 ~30 分钟），期间告知患者眼睛先向下看 10 分钟 ~20 分钟，再平视 10 分钟左右，并告知患者正常眨眼。

i. 试戴配适评估：分为动态评估和静态评估。

j. 配适调整：如果镜片配适不佳，需根据情况进行参数调整。

k. 在选定的试戴片上进行片上验光。

l. 确定镜片的品牌、基弧、直径、屈光度数、特殊设计等参数，并根据处方定制镜片。

m. 建立病历，定制镜片，存档保存。

n. 到片后，检测核对成片的参数信息。

o. 患者取片时，检测核对成片的参数信息，发放给患者佩戴，戴成片后复核检查：动静态评估，戴镜视力。

5. 角膜塑形镜（OK 镜）的验配流程

角膜塑形镜（OK 镜）的验配包括以下步骤：

a. 验配前，验配人员必须真实、客观地向患者告知角膜塑形镜的各项性能、可能出现的不良反应和副作用、验配程序等，并取得患者的签字同意。

b. 根据检查数据确定是否适合配戴角膜塑形镜，除眼科裂隙灯常规检查外，应包括：角膜形态、角膜厚度、眼轴、眼压、眼位、远 / 近视力、屈光度数、泪液测试、角膜直径、瞳孔直径、眼底检查。

c. 首次佩戴镜片和定配前应进行试戴，观察、评估适配状态。

d. 根据检查数据和试戴评估结果设计定片参数和配戴方案。

e. 为患者提供角膜塑形镜使用指导，将指导内容以"使用说明书"的形式发放给每位患者。

6. 隐形眼镜验配的注意事项

因为隐形眼镜直接与人眼表面接触，尤其是角膜，所以，验配的安全性非常重要，必须特别注意，以防引起眼部并发症。

相关研究表明，引起眼部并发症的主要原因首先以镜片污损、变形居多，其次是护理不当和戴镜时间过长。但运用专业的验配技术，结合科学规范的处理，保持定期的随访检查，以及注意佩戴方法和控制佩戴时长，可以有效减少隐形眼镜导致的相关眼部并发症。

以下是配镜的 10 点注意事项：

a. 配镜前应到正规的专业眼镜店或眼科医院做眼部检查和验光，并根据检查结果结合个人需求选择适合自己的隐形眼镜。

b. 戴镜前仔细检查镜片是否有破损、异物、沉淀物等。

c. 若摘镜时发生黏连，应滴润眼液，等待镜片移动后再摘镜；如仍然无法摘镜应立即联系验配机构。

d. 化妆时，应先戴镜后化妆，先摘镜后卸妆，切忌将镜片与化学物品接触。

e. 镜盒应用新鲜流动的护理液经常清洗，用干净的纸巾擦拭或晾干，并定期更换。

f. 护理液应在有效期内使用，开盖后应在规定有效期内（多数为90天）使用完。

g. 不能混合使用不同品牌、不同种类的护理液，不能用非隐形眼镜专用护理液浸泡镜片，且需在新鲜的护理液中储存和消毒镜片，不能采用"养金鱼"的方式重复使用护理液。

h. 不能在佩戴隐形眼镜时，使用除润眼液以外的任何眼部滴液。

i. 日抛型隐形眼镜摘镜后应立即丢弃，无需清洗或储存。

j. 配戴周期型隐形眼镜，不能连续佩戴不摘，应每天摘镜、清洗、护理。

（五）眼镜的选择

为儿童青少年选择眼镜时，可以综合孩子的眼部健康情况、近视矫正及延缓近视进展的效果，以及家庭经济情况来确定。

根据近视进展的速度，近视分为非进展性近视人群（近视进展缓慢，每年度数增长少于50度）以及进展性近视人群（近视进展快速，平均每年近视度数增长超过75度）。

对每年度数增长少于50度的儿童青少年，可以为他们选择框架眼镜、软性角膜接触镜以及硬性角膜接触镜（RGP）和角膜塑形镜（OK镜）等，各种矫正方式的优缺点如下：

1. 单光框架眼镜的特性

【优点】方便、经济、安全。

【缺点】运动不方便、外观上部分人不能接受。

为儿童青少年选择框架眼镜时，除了美观度之外还应考虑到：

a. 镜片是否安全？即镜片是否具有较高的抗冲击性能。目前市场上最安全的镜片材料为聚碳酸酯。

b. 镜片是否通透？即镜片是否具有较高的透光率。镜片透光率越高，看得越清楚。

c. 镜架使用的材料是否会引起儿童青少年过敏？

d. 镜架尺寸是否和儿童青少年的双眼瞳距、头部及面形尺寸相符合？

e. 镜架是否有可调整的鼻托？从而可以调整由于镜架下滑带来的视觉问题。

f. 眼镜的总重量是否合适？目前市场上最轻的镜架材料是钛金属，最轻的镜片材料是聚碳酸酯。

2. 软性隐形眼镜的特性

【优点】美观、容易适应、佩戴后运动更方便。

【缺点】普通软性隐形眼镜不能控制近视进展，另外如果长时间不合理佩戴，可能引起眼部健康问题。

3. 硬性角膜接触镜（RGP）的特性

【优点】白天佩戴的高透氧硬性隐形眼镜，透气性好，成像质量高，主要针对高度散光、高度近视、圆锥角膜等眼病，同时因其高透氧性，更能保证眼部健康。

【缺点】初戴时舒适度不如软镜，需要一定的适应时间。

针对儿童青少年，应定期随访，积极关注，包括近视度数及眼轴的变化，如果近视程度改变，应采取进展性近视的干预手段。

每年度数增长超过75度的儿童青少年，是我们需要重点关注的人群，主要干预手段包括：角膜塑形镜、特殊设计的隐形眼镜，以及双光镜。

4. 角膜塑形镜（OK镜）的特性

角膜塑形术是一种非手术的屈光矫正方法，也是公认的可有效缓解儿童青少年近视度数增加的方法。

儿童青少年通过晚上睡觉时佩戴一种逆几何设计的硬性透气性接触镜，给角膜暂时造成近视镜片凹透镜的形态，以重塑角膜形态，从而暂时性降低一定量的近视度数，提高裸眼视力。

【优点】

a. 研究显示，角膜塑形镜是目前控制近视发展较好的方法之一，对减缓近视眼眼轴增长也有一定效果，与不使用角膜塑形镜的患者相比，使用者的眼轴平均每年减缓量约为0.15mm，近视控制效力中等（25度/年~50度/年），约有效延缓35%~60%近视进展。

b. 角膜塑形镜分为以矢高理念设计的CRT角膜塑形镜及以弧度理念设计的VST角膜塑形镜，CRT角膜塑形镜拥有三区矢高控制，切线着陆，前后表面和谐设计及较薄的中央厚度等特点，佩戴安全、有效。

c. 采用夜间佩戴方式，白天不用再佩戴眼镜，仍可视物清晰，方便学习、生活及运动。

【缺点】

a. 护理操作要求高，若护理不当可能会导致眼睛发炎和受伤，但只要注意卫生、规范操作、按时复诊，这个风险是可控的。

b. 镜片价格相对较高，使用期间的眼部护理会产生一定费用。

5. 渐变附加多焦镜的特性

国内儿童青少年配戴渐变镜后，眼轴延缓量平均为 0.05mm/ 年，屈光度数延缓量平均为 17 度 / 年，约延缓 20%~30% 近视进展，近视控制效力弱。

【优点】镜片外观与常规单焦框架眼镜无差别，儿童青少年佩戴时依从性较好。

【缺点】

a. 视近时，由于近附加的存在，儿童青少年为了保持双眼单视，会增加正融像性集合需求。佩戴前是正位或外隐斜的儿童青少年，在佩戴渐变镜后，看近眼位会出现更大的外隐斜漂移。

b. 儿童青少年配戴渐变镜后，向下注视的位置偏差是影响其近视控制疗效的关键因素。调节力正常的儿童青少年可能会使用渐变镜通道内任意位置视近，从而不能有效利用近附加。

6. 双光镜的特性

儿童青少年配戴双光镜后，眼轴延缓量平均为 0.08mm/ 年，近视程度延缓量平均为 26 度 / 年，约延缓 30% 近视进展，近视控制效力弱。

【优点】

a. 镜片视远区与视近区有清晰的分界线，可以提醒儿童青少年使用下方的近用区视近，从而更好地利用近附加改善调节反应。

b. 对于磨制双光镜，镜片下半部分均含有近附加，视场更大，可使视网膜周边更大范围接受镜片产生的近视离焦。

【缺点】

a. 镜片有明显分界线，外观不好看，可能导致儿童青少年不愿意佩戴，依从性差。

b. 镜片的远用和近用区分界线会产生像跳现象。

c. 视近时，由于近附加的存在，儿童青少年为了保持双眼单视，会增加正融像性集合需求。佩戴前是正位或外隐斜的儿童青少年，在佩戴双光镜后，看近眼位会出现更大的外隐斜漂移。

7. 双光棱镜的特性

儿童青少年配戴双光棱镜后，眼轴延缓量平均为 0.09mm/ 年，近视程度延缓量平均为 34 度 / 年，约延缓 50%~60% 的近视进展，近视控制效力中等。

【优点】

a. 镜片视远区与视近区有清晰的分界线，可以提醒儿童青少年使用下方的近用区视近，从而更好地利用近附加改善调节反应。

b. 镜片视近区的 BI 棱镜可有效补偿近附加所产生的额外融像需求，不干扰儿童青少年的调节与双眼视功能平衡。

【缺点】

a. 传统的双光棱镜镜片的中间存在明显分界线，影响镜片外观，很多儿童青少年不愿意佩戴，但新一代双光棱镜的外观设计已有改善。

b. 镜片的远用和近用区分界线会产生像跳现象。

8. 周边离焦设计框架眼镜的特性

儿童青少年配戴周边离焦设计框架眼镜后，眼轴延缓量平均为 0.05mm/ 年，近视程度延缓量平均为 12 度 / 年，约延缓 30% 近视进展，近视控制效力弱。

【优点】镜片外观与常规单焦框架眼镜无差别，儿童青少年佩戴时依从性较好。

【缺点】基于镜片设计，中央部分矫正远距离屈光不正，保证视远清晰，镜片周边赋予相对正屈光度数，产生视网膜周边近视离焦，若儿童青少年在视远时，未改变头位，仅转动眼球，此时产生的注视偏差会使中心视力清晰度受到影响，视网膜周边的离焦效应也会发生未知的变化，影响其近视控制效果。

9. 多焦点隐形眼镜的特性

多焦点隐形眼镜包括多焦点软性隐形眼镜和多焦点硬性隐形眼镜，临床以多焦点软性隐形眼镜为主。

多焦点隐形眼镜是指一个镜片设计中，既有用于观察近距离物体的处方、又有观察远距离物体的处方，有时还含中间距离的处方。根据设计不同分为同心圆多焦点软镜和周边渐变多焦点软镜。

多焦点软镜最早用于老视患者的矫正，后来研究发现，其具有一定的延缓近视进展作用（平均约为 21 度 / 年），相关文献表明，多焦点软镜平均能控制 25%~50% 的眼轴增长（平均约为 0.11mm/ 年）。

【优点】

a. 我国规定 8 岁以上儿童青少年才能验配 OK 镜，但多焦软镜没有使用年龄上的限制。

b. 舒适感比硬镜好，无法适应角膜塑形镜异物感者或眼部较敏感者，可以考虑使用软性隐形眼镜。

c. 有部分儿童青少年使用角膜塑形镜矫正后，无法获得理想配适状态，可以尝试多焦点软镜。

d. OK 镜通常在夜间使用，佩戴日戴抛弃型多焦点隐形眼镜镜片，透氧性较高，同时可以减少沉淀物附着，这可以减少并发症的发生，安全性较好。

【缺点】

a. 多焦软镜的屈光矫正度数为 1000 度，对超过 1000 度的高度近视患者，没有可选择的相关软镜。

b. 对散光的矫正能力差，如角膜散光 >150 度的患者，使用多焦软镜的矫正效果不如角膜塑形镜。

c. 由于多焦设计，其视觉质量不算太好，如周边离焦设计镜片会导致外周视野模糊，部分佩戴者可能无法接受这样的效果。

不同近视管理方法的近视延缓效果见表 3-3。

表3-3　不同近视管理方法近视延缓效果

管理方法	眼轴延缓量	屈光度数延续量	近视控制效力
单光框架	—	—	无
软性接触镜	—	—	无
RGP	—	—	无
周边离焦框架镜	0.05mm	0.12D	弱
渐进多焦框架镜	0.05mm	0.17D	弱
双光镜	0.08mm	0.26D	弱
双光棱镜	0.09mm	0.34D	中等
角膜塑形镜	0.15mm	0.25~0.50D	中等

10. 功能型眼镜——防蓝光眼镜的选择

415nm~445nm 波段是人眼的蓝光易损伤区，而 450nm~480nm 波段范围内的蓝光辐射可抑制褪黑素的分泌，适度的照射可以有效地改善情绪，提升工作效率（蓝光对眼睛的生理影响具体可参考第四章章节详解（一）蓝光的生理影响及防护内容），在选购防蓝光类的功能性眼镜时，应选择满足光安全要求的产品——防蓝光产品对 445nm 以下的蓝光的屏蔽效果应至少达到20%，即光透射比 ≤ 80%，而对445nm以上的蓝光应保证尽量透射，即光透射比需 > 80%（见表3-1）。

科学的防护蓝光，既要保证人眼的光安全，也要保证人眼的光健康。在《蓝光防护膜的光健康与光安全应用技术要求》国家标准报批稿中对防蓝光产品进行了如下规定：视觉健康舒适度指标（VICO 指数）共分为5级，级数越高说明人眼的视觉疲劳程度越大，即所测试的产品对人眼视觉健康舒适度影响程度越大，产品合格性评判如表3-4所示。

表3-4　产品合格性评判表

等级	1级	2级	3级	4级	5级
测试值	$0 \leqslant VICO < 1$	$1 \leqslant VICO < 2$	$2 \leqslant VICO < 3$	$3 \leqslant VICO < 4$	$4 \leqslant VICO \leqslant 5$
对应视疲劳生理表征	基本无疲劳感	有轻微疲劳感	有明显疲劳感，但在可耐受范围内	疲劳感加剧，出现多种眼部不适症候	疲劳非常严重，有损伤可能
产品合格评判	合格			不合格	

目前市场上防蓝光眼镜多存在两类防蓝光误区：

a. 无效防护：仅对415nm/420nm以下的蓝光区进行防护，但对人眼的蓝光易损伤区415nm~445nm波段范围内的蓝光几乎没有防护效果（光透射比超过90%），无法有效保证人体的光生物安全。

b. 过度防护：全面屏蔽了400nm~500nm波段范围内的蓝光，这导致对生理节律起到调节作用的450nm~480nm波段范围的蓝光无法进入人眼，在影响正常节律的同时不能有效保证人的作业效率和警觉性（如日间维持注意力集中和保持清醒等）。

这类过度防护的镜片多出现严重的黄色色偏，会造成视疲劳累积增加，对人眼的光健康产生负面影响。在购买此类功能性镜片时应选购无色偏且对 445nm 以下蓝光进行定量防护的眼镜产品。

第四章

CHAPTER 4 光环境要求

一、章节精要

（一）蓝光可怕吗？

随着作为绿色光源的半导体照明（LED照明）技术在市场上全面普及，蓝光已被形容为影响孩子视力的"元凶"，那么蓝光真的如此可怕吗？

通常我们将波长范围在400nm~500nm的光线称为蓝光。人眼对400nm~440nm波段范围内的蓝光辐射耐受极低，对445nm~500nm波段范围的耐受却很高。目前常规LED灯具的峰值光谱集中在450nm~480nm，因此以450nm~500nm为峰值光谱的LED光源是可以正常使用的。

（二）什么样的光照环境适于青少年进行读写作业？

一般对于光照环境需要考量产品的指标有物理指标和光环境指标两类。

1. 物理指标指色温、频闪和显色指数等，针对青少年读写作业的需求，我们建议光环境满足以下条件。

a. 色温范围：4000K~6000K；

b. 频闪：光波动深度＜3.2%，光波形输出频率＞3125Hz，即免除考核级；

c. 显色指数：$Ra > 90$，$R9 > 0$。如果进行绘画等色彩类作业，则 $Ra > 95$，$R9 > 50$。

上述指标可在产品说明书中找到。

2. 光环境指标指照度、亮度，主要指实际使用时的光照要求，需实地测量。具体指标如下：

a. 照度：建议读写作业面中心照度应在 500lx~750lx，照度均匀度 $\geqslant 0.7$；

b. 亮度：建议读写作业面的中心亮度应 $\geqslant 80cd/m^2$。

（三）教室照明主要参考指标有哪些？

教室照明主要参考指标有以下几点。

a. 教室照明灯具整灯应具备对应型号的 3C 证书，且产品所使用配件须与 3C 强制认证试验报告内零部件清单、型号一致，不得更换、添加 3C 强制认证试验报告之外的配件，否则 3C 证书应视为作废，须重新做整灯灯具 3C 认证。

b. 教室课桌面的维持平均照度值和水平照度均匀度应符合表 4-1 要求。

表4-1　教室桌面照度要求

项目	指标参数	
	1级	2级
桌面照度（lx）	500~750	300~500
课桌水平照度均匀度	$\geqslant 0.7$	
注：教室桌面照度符合2级要求为合格，符合1级要求为满足视觉健康要求。		

c. 教室课桌面的亮度和亮度均匀度应符合表4-2要求。

表4-2　教室桌面亮度要求

项目	指标参数	
	1级	2级
桌面亮度（cd/m^2）	100～150	80～100
教室亮度均匀度	≥0.7	
注：教室桌面亮度符合2级要求为合格，符合1级要求为满足视觉健康要求。		

d. 教室黑板应设局部照明灯，其维持平均照度不应低于500 lx，不应高于1000lx，照度均匀度不应低于0.7。

e. 为了减少照明光源引起的直接眩光，教室一般照明灯具不应采用裸灯照明。

f. 采用直接照明的教室，统一眩光值（UGR）应满足表4-3要求，计算方法按GB 50034《建筑照明设计标准》计算。

表4-3　统一眩光值要求

项目	指标参数	
	1级	2级
统一眩光值（UGR）	<16	<19

g. 教室采用光源的色温不应超过6000K，灯具的色温实测值与灯具的色温标称值的允许误差量为 ±200K。

h. 光源的一般显色指数应满足表4-4要求。

i. 应用LED、金属卤化物灯和一些特殊的卤钨灯时，书写板照明用灯应满足 GB 7000.1《灯具　第1部分：一般要求与试验》视网膜蓝光危害 RG0 或 RG1，教室一般照明用灯应满足视网膜蓝光危害 RG0，其他光危害限值应符合表4-5要求。

表4-4 光源的一般显色指数要求

项目	指标参数		
	1级	2级	3级
显色指数Ra	>95	>90	>80
R9	>90	>50	>0
R13	>95	—	—
R15	>95	—	—

表4-5 光生物安全要求

危险	单位	限值
光化紫外	$W \cdot m^{-2}$	<0.001
近紫外	$W \cdot m^{-2}$	<10
视网膜的热辐射	$W \cdot m^{-2} \cdot sr^{-1}$	<28000/α
眼睛红外辐射	$W \cdot m^{-2}$	<100

j. 灯具在其额定电压下工作时，其光输出波形的波动深度应小于等于表4-6的限值。

表4-6 波动深度限值要求

光输出波形频率 f	$f \leqslant 10Hz$	$10Hz < f \leqslant 90Hz$	$90Hz < f \leqslant 3125Hz$	$3125Hz < f$
波动深度限值（%）	0.1	$f \times 0.01$	$f \times 0.032$	免除考核

k. 光通维持率应符合表4-7的要求。

表4-7 光通维持率要求

项目	级别	
	1级	2级
LED灯具3000h	>96%	>96%
LED灯具6000h	>95%	>93%
荧光灯2000h	—	>85%
荧光灯8000h	—	>70%

（四）家居照明设计时应考虑什么？

学生的读写作业空间建议安装主照明灯具，指标参照青少年读写作业光照环境要求，主照明灯具可考虑非直接照明方式，在主照明灯具不能满足读写作业的光环境要求时再考虑将台灯作为辅助照明，尽量避免读写作业空间仅靠台灯来维系光环境。

（五）产品的护眼效果如何评价？

视觉舒适度（VICO）是从人眼视功能角度客观量化评价光照及光介质对于人眼视觉生理功能影响的指标，可以用来评价照明、显示、眼镜产品对于人眼视疲劳影响。该评价指标／评价系统已获得国际标准化组织（ISO）、国际照明委员会（CIE）以及国际半导体照明联盟（ISA）等国际标准化、学术及行业组织的高度认可，现有产品中已开始使用 VICO 值作为量化评估产品护眼效果的指标，在教室照明中，教室灯具的 VICO 值一般小于 2。

二、章节详解

伴随半导体照明技术的快速发展，以 LED 光源为核心的照明和显示产品已快速在市场普及。如果说在蜡烛、油灯、白炽灯乃至节能灯时代，人类对于光的需求和控制尚只停留在照亮、看清的基础上，那么 LED 的出现让我们可以自主设计各种我们所需要的光谱能量分布（SPD）、调整各种我们所需要的光强，从而创造出满足我们人类需求的光环境。正是基于这些技术的实现，以人为本的照明——健康照明成为全球关注的重点，而实现以人为本照明将为儿童青少年近视防控提供有力的支撑，本章将从光安全（蓝光的光生物机理影响）、光健康（满足视觉健康的光照需求）两个角度系统阐述如何构建健康光环境以及具体指标要求。

（一）蓝光的生理影响及防护

蓝光（波长范围：400nm~500nm），其对人眼的生理影响可以分为视觉、非视觉两个方面。

1. 对人眼的视觉影响

眼睛是人最重要的感觉器官之一，它的构造十分复杂，且自身修复能力较弱，容易受到光学辐射伤害，导致光损伤。通常将光损伤分为三类：热损伤、机械损伤和光化学损伤。其中热损伤是指由光辐射所产生的热量导致温度上升使得眼组织内的各种蛋白质成分发生变性而产生的损伤，多数由红外辐射导致；机械损伤则是指人眼在极短的时间内接受强光照射使得眼组织在冲击下发生瞬间的变化而产生的机械性的损伤；光化学损伤则是一定光强下、特定光谱的光辐射在与人眼中的细胞和蛋白质产生光化学反应造成的损伤，如黄斑变性和白内障等。在视网膜光损伤中，化学反应起着相当重要的作用，目前广泛热议的蓝光对人眼可能造成的损伤就属于光化学损伤。

有研究发现人眼对 400nm~440nm 波段范围内的蓝光辐射耐受较低，其中尤以 430nm~440nm 波段范围的损伤耐受阈值最低，其耐受的等效照度约等于 280lx；而在 445nm 以上波段，人眼视网膜的耐受阈值呈大幅度上升，等效照度超过 1500lx 以上。我们日常生活中所用到的 LED 光源多是以 450nm~500nm 为峰值光谱的白光 LED，在常规照明条件下，其照度一般不超过 1000lx，对其光谱能量分布进行分析可以发现其中波长在

440nm 以下的辐射能量一般占总辐射能量的 25% 以下（低于人眼视网膜的耐受阈值），因此我们常规使用的以 450nm~500nm 为峰值光谱的 LED 照明光源对人眼的短期损伤基本是不存在的。国际照明委员会（CIE）于 2019 年 3 月发表了关于蓝光危害的立场声明，在声明中明确指出：LED 等白光灯具，通常会包含与蓝光危害相关的光。看起来"偏冷光"的灯或高色温的灯，相对于"偏暖光"或低色温的灯而言，可能包含更多蓝光成分。常规照明的白炽灯和 LED 灯中，相同色温的灯具的蓝光危害曝光极限是相同的。实用评估表明，在合理可预见的使用状态下，灯具是不会超出蓝光危害曝光极限的。此外，这种灯具的蓝光曝光程度经常是低于观视蓝天时的曝光程度的。

2. 蓝光对人眼非视觉的影响

蓝光的非视觉效应是指蓝光对人体生物钟、睡眠质量、警觉性和情绪等产生的影响。年有四季交替，月有阴晴圆缺，就是在这样的日月变化中形成了我们的生理节律。研究发现 450nm~480nm 波段范围内蓝光辐射对褪黑素的分泌有抑制作用。褪黑素（Melatonine，MT）是一种主要由松果体分泌的吲哚胺类激素，可以影响人体的睡眠。因此 LED 照明光源中的蓝光成分可以通过抑制褪黑素的分泌对人体的生理节律产生影响。但这种非视觉效应影响是与光强呈正相关，可能存在触发光强阈值。一般来说，看起来"偏冷光"的灯或高色温的灯相对于"偏暖光"或低色温的灯而言可能会含有更多的蓝光成分。因此，在白天我们可以使用"偏冷光"的照明光源来提高人们在白天工作、学习时的效率和警觉性，在晚上则可以选用偏暖光一点的照明光源以利于睡眠。

（二）适宜人眼的光照需求

1. 照度

照度是指单位面积上所接受可见光的光通量，用来表示光照的强弱和物体表面积被照明程度的量，单位为勒克斯（lx），是用来进行光学性能评估的重要指标。在现有的国标中，对于桌面水平照度的要求基本为 > 300lx，该指标是基于 ISO 8995-1：2002《工作场所照明要求　第 1 部分：室内照明》的照度要求。但是不可忽视的是 ISO 8995-1 对于照度的要求是基于高加索人群的生理特征制定的，而大多属于东亚蒙古人群的中国人群在生理特征上与高加索人群存在着显著的差异，高加索人群的瞳孔大小约为 6mm~8mm，而中国人群的瞳孔大小约为 3mm~5mm，此外作为东亚蒙古人群的中国人群色素耐光性远高于高加索人群的色素耐光性，因此我们眼瞳孔的入光量相较于高加索人群的需求更高。研究发现 500lx~750lx 的桌面照度是最适于中国人群眼的生理特性的。

视觉的形成过程是人眼在接收到视觉信号后，在视网膜成像，刺激视网膜上的感光细胞，产生神经冲动，沿着视神经传到大脑皮层的视觉中枢，经视皮层识别和处理。视疲劳源自视觉信息处理期间视觉系统各器官的协同性功能响应，当视觉成像不清晰时，大脑会发出指令通过视神经控制睫状肌进行调节。进行视觉作业时，照度 / 光强的不均匀会导致人眼需要进行额外的调节，使人眼视疲劳加剧，因此桌面水平照度的均匀度应不低于 0.7。

2. 亮度

亮度是指单位面积上的发光强度，单位是坎德拉 / 平方米（cd/m^2），是包含光强度和光方向的光度学指标，指人眼从一个方向观察光源，在这个方向上的光强与人眼所"见到"的光源面积之比。因此，相较于照度而言，亮度更能准确地反映光照入眼的情况。实验发现当桌面亮度大于 80cd/m² 时，人眼的视觉健康舒适度更优。在进行视觉作业时，观看角度是多种多样的，因此为了有效地缓解视疲劳，保障视觉健康，应保证亮度的均匀度不低于 0.7。

3. 色温范围

当某一光源的色品与某一温度下的完全辐射体（黑体）的色品完全相同时，该完全辐射体（黑体）的绝对温度为此光源的色温，单位为开尔文（K）。光源的色温不同，光色也就不同，通常来说 3000K 以下的光称为暖色光，红光成分较多，给人温暖的感觉，3000K~6000K 的光称为暖白光，光线比较柔和，而 6000K 以上的光称为冷色光。色温对于人体的影响主要跟作业效率相关，在蓝光的生理影响及防护章节我们曾提到过看起来"偏冷光"的灯或高色温的灯相对于"偏暖光"或低色温的灯而言可能会含有更多的蓝光成分，可以更好地保证工作、学习时的效率和警觉性，但过高色温，如 6000K 以上，在高照度时，可能存在 440nm 以下的蓝光辐射过高，对人眼产生光损伤的情况。因此建议选择色温为 4000K~6000K 的照明灯具。

4. 显色指数

显色指数是对光源显色性的度量，以被测光源下物体颜色和参考标准光源下物体颜色的相符合程度来表示。显色指数越高，色还原度越高，成像质量越好。光源的一般显色指数应满足 $Ra > 90$，$R9 > 0$，在进行绘画等色彩类作业时，光源的显色指数应满足 $Ra > 95$，$R9 > 50$。

5. 频闪

频闪效应是指对于非静态环境中的静态观察者，亮度或光谱随时间波动的光刺激引起的对运动感知的变化。频闪效应是由光源闪烁造成的，但是其程度是分级的，频闪效应的级别取决于闪烁速度和幅度，以及物体运动的速率和状态。只要是在交流电的驱动下工作都会产生闪烁，它是灯具的电流波动与人眼眨眼频率产生关联性影响导致视疲劳和脑疲劳的一种现象。建议在选购照明灯具时选择光波动深度 FPF < 3.2% 或 f > 3125Hz 的免考核级，因为 3125Hz 已远高于我们人眼的眨眼频率（人眼眨眼频率一般为 50Hz~60Hz）。

6. 光生物安全

一般照明用灯的视网膜蓝光危害、紫外辐射危害等级均应为 RG0 级（见表 4-5）。

7. 材料安全性

光源有毒有害物质的含量必须符合欧盟 ERP/EC 245 指令及 QB/T 2940 的要求，其中光源有毒有害物质汞含量不超过 2.5mg（部分灯具、台灯采用再生塑料喷涂或电镀后含聚氯乙烯、双酚 A）。

（三）教室照明要求

1. 照明系统分类

国际照明委员会将一般照明灯具按照水平线上下的总亮度输出比例进行分类，照明系统采用间接照射、半间接照射、直接／间接照射、一般漫射、半直接照射和直接照射的方式（见图 4-1）。光分布曲线可以在向上和向下分布的限度范围内呈现许多形式，具体取决于光源和照明设计。

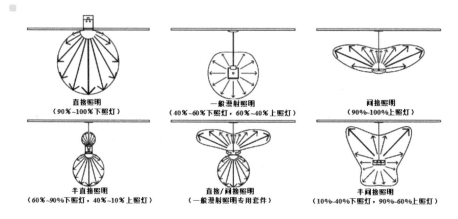

图4-1 照明系统分类

　　间接照明系统，来自灯具的 90% 至 100% 的光线被引到灯上方的天花板或上部墙壁等反射面，再通过这些反射面，被反射到房间的各个部分。使用半间接照明系统时，来自灯具的 60%~90% 的光向上照射，其余的向下照射。在采用直接/间接照明系统时，上照光线与下照光线大致相等（每个方向都是总灯光输出量的 40%~60%）。任务照度的较大部分将来自下照灯的光。直接/间接灯具在靠近水平线的方向上产生很少的光线，以减少直接眩光。然而，与间接或半间接照明相比，更容易发生反射眩光和光幕反射，而且阴影可能更加明显。采用一般漫射照明系统时，上照/下照的光线分布与直接/间接照明系统相同，但水平方向附近的光线输出是不受限制的。采用半直接照明系统时，60%~90% 的光线朝向水平工作面向下照射，以便使照明系统得到更有效地利用，而 10%~40% 的光线向上照亮天花板，增加了漫射同时降低了灯具与天花板之间的亮度比。直接照明系统，几乎所有的光线都是向下照射的（用于嵌装隐藏式灯具，向下的比例为 100%）。

　　目前教室照明灯具多采用直接照明的方式，但是考虑到半直接照明在降低空间对比度上的优势，建议未来的教室照明应在直接照明的基础上开发半直接照明系统。

2. 桌面水平照度及均匀度

教室内课桌水平面上的维持平均照度值应在 500lx~750lx，课桌水平面参考高度为 0.75m。

测量方法：桌面水平照度、桌面水平照度均匀度应按照 GB/T 5700—2008《照明测量方法》中 6.1 的规定进行测试。

3. 桌面水平亮度及均匀度

教室内 9 个点课桌面中心区域的维持平均亮度值应不小于 80cd/m²，均匀度不低于 0.7，测试高度为 1.2m。

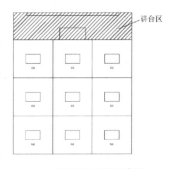

图4-2　教室空间分割示意图

将去除讲台的教室空间水平分为9等分，在每个区域的中心点放置课桌，课桌参考高度为 0.75m，如图 4-2 所示。

在距课桌边缘 0.05m，高度为 1.2m 的位置放置亮度计，测试课桌中心点亮度，如图 4-3 所示。

分别对 9 个区域进行亮度测试，计算亮度均匀度。

$$L_u = \frac{L_{\min}}{\overline{L}}$$

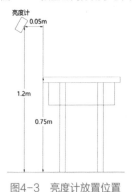

图4-3　亮度计放置位置

4. 黑板面照度及均匀度

黑板面维持平均照度在 500lx~1000lx 之间，照度均匀度不低于 0.7。按 GB/T 5700—2008《照明测量方法》规范要求，教室黑板照度的测量按中心布点法布置测量点，应满足以下要求：

a. 以教室黑板规格长 4m、宽 1.2m 为参考平面。单位测试面积 0.4m × 0.4m，共 10 × 3 个测量点，取网格中心位置为测量点，如图 4-4 所示。

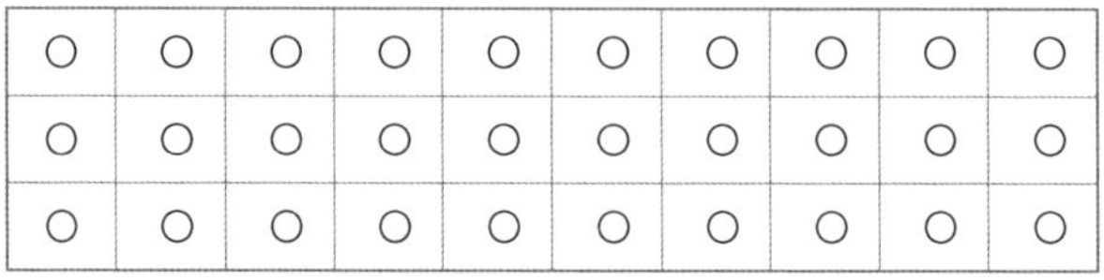

说明：○——测量点。

图4-4 网格中心布点示意图

b. 当黑板区域有电子白板（荧幕、电视）等视觉显示终端时，参考平面不含多媒体显示终端所占面积。

5. 教室照明的色温选择

兼顾人眼视觉舒适度和人脑的作业效率，4000~6000K 的色温区间是能够保障人眼视觉健康同时兼顾学生作业效率的较优色温区间，灯具的色温实测值与灯具的色温标称值的允许误差量为 ±200K。

6. 频闪

灯具在其额定电压下工作时，其光输出波形的波动深度应小于等于表 4-8 的限值。

表4-8 波动深度限值要求

光输出波形频率 f	波动深度限值（%）
$f \leqslant 10\text{Hz}$	0.1
$10\text{Hz} < f \leqslant 90\text{Hz}$	$f \times 0.01$
$90\text{Hz} < f \leqslant 3125\text{Hz}$	$f \times 0.032$
$f > 3125\text{Hz}$	免除考核

7. 显色指数

教室照明灯具的显色指数 Ra 应大于 80。

8. 眩光

采用直接照明的教室，1 级照明灯具的统一眩光值 UGR 小于 19，采用非直接照明的教室不采用该指标。

9. 光生物安全限值

教室一般照明用灯应满足 GB 7000.1 视网膜蓝光危害，其他光危害限值的具体要求见表 4-5。

10. 灯具效能及功率密度

教室照明灯具效能及功率密度应符合表 4-9 的要求。

表4-9　教室照明灯具效能及功率密度要求

项目	指标参数	
	1级	2级
灯具效能	＞90	＞80
功率密度	＜1.3W/m²/100lx	＜1.8W/m²/100lx

11. 光通维持率

光通维持率应符合表 4-10 的要求。

表4-10　光通维持率要求

项目	指标参数	
	1级	2级
LED灯具3000h	＞96%	＞96%
LED灯具6000h	＞95%	＞93%
荧光灯2000h	—	＞85%
荧光灯8000h	—	＞70%

光通维持率为一级的灯具质保年限为 5 年，二级为 3 年。

12. 灯具安装、维护

为避免教室眩光，书写板灯安装距书写板面 ≤ 40cm。

13. 3C 认证

教室照明灯具 3C 认证名称须有教室灯、书写板灯字样，LED 产品须全面符合 CQC 3155—2016《中小学校及幼儿园教室照明产品节能认证技术规范》要求。产品应使用与 3C 强制认证试验报告内型号一致的配件，且零部件清单也应与报告保持一致，不得进行更换或添加，否则该灯具的 3C 证书则视作无效，需重新对整灯进行认证。

14. 产品视觉健康舒适度（VICO 指数）要求

VICO 指数共分为 5 级，级数越高说明人眼的视觉疲劳程度越大，即所测试的产品对人眼视觉健康舒适度影响程度越大，产品合格性评判如表 4-11 所示。

表4-11　产品合格性评判表

等级	1级	2级	3级	4级	5级
测试值	0≤VICO<1	1≤VICO<2	2≤VICO<3	3≤VICO<4	4≤VICO≤5
对应视疲劳生理表征	基本无疲劳感	有轻微疲劳感	有明显疲劳感，但在可耐受范围内	疲劳感加剧，出现多种眼部不适症候	疲劳非常严重，有损伤可能
产品合格评判	合格			不合格	

教室照明灯具的 VICO 指数，测量值应小于 2。基于 VICO 指数的产品健康分级如表 4-12 所示。

表4-12　产品视觉健康舒适度分级表

VICO	VICO<1.5	1.5≤VICO<1.75	1.75≤VICO<2	2≤VICO<2.25	2.25≤VICO<2.5	2.5≤VICO<2.75	2.75≤VICO<3	VICO≥3
评分	S	A+	A	B+	B	C+	C	不合格

（四）家居照明

1. 家居采光建议

自然光即"天光"，指日光、天空的光辉。太阳光是不断变化的光，在工业时代前的千万年，人类生活在光谱能量分布不断变化、亮度不停调整的自然光照环境中，对这类光环境的适应写入了人类的基因。获得充足的自然光，有利于身心健康。生活在现代社会，人们应尽量通过外窗的设置来充分利用自然光资源，为使用者提供一个满足生理、心理、卫生要求的学习和居住环境。而自然光会随季节、时间、气候而变化，这就要求老师和家长们考虑实际情况，在保证学习效率及舒适度的前提下，确保儿童青少年获得足够的自然光，同时更好地实现近视防控，保护孩子们的眼睛。住宅室内天然采光标准见表4-13。

表4-13　住宅室内天然采光标准值

场所名称	侧面采光	
	采光系数标准值	室内天然光照度标准值
起居室、卧室	≥2%	300lx

2. 学习或阅读空间的人工照明

在前文中，我们提到不均匀的照明容易导致视疲劳，因此在学生的学习或阅读（读写作业）空间建议安装主照明灯具，指标参照青少年读写作业光照环境要求，读写作业面的中心照度应在500lx~750lx, 照度均匀度≥0.7，读写作业面的中心亮度应≥80cd/m²。主照明灯具可考虑非直接照明方式，在主照明灯具不能满足读写作业的光环境要求时再考虑将台灯作为辅助照明，尽量避免青少年读写作业空间仅靠台灯来维系光环境。

室内照明场所建议照度如表4-14所示。

表4-14 室内推荐照度

房间或场所		参考平面高度	推荐照度（lx）
起居室	一般活动	0.75m水平面	>125
	书写阅读	0.75m水平面	500~750
	显示作业	0.75m水平面	300~450
卧室	一般活动	0.75m水平面	>125
	床头阅读（书籍）	0.75m水平面	300~500
	床头阅读（显示）	0.75m水平面	150~200

室内照明场所建议色温和色表特征如表4-15所示。

表4-15 室内照明的色温和色表特征

适用场所	白天		夜间	
	相关色温（K）	色表特征	相关色温（K）	色表特征
起居室一般活动；卧室一般活动；卧室床头阅读；卫生间、电梯前厅、走道、楼梯间；车库	3300~5000	中间	<3300	暖
起居室书写与阅读；餐厅；厨房	4000~6000	中间	4000~6000	中间

第五章

儿童青少年显示产品使用指南

    21 世纪是信息的时代，伴随着材料、显示和网络技术的飞速发展，各种新兴电子产品层出不穷，科技的进步促进了电子产品的智能化，手机、平板、电脑等电子产品已逐渐在儿童青少年中流行。多功能的电子产品设备极大地满足了儿童青少年的娱乐需求，便捷的上网功能也为儿童青少年提供了大量的素材和信息，丰富了教育的形式和内容。但同时，各类电子产品给儿童青少年的视觉健康带来的影响也越来越受到消费者的关注，更有人将之称为儿童青少年视力的杀手。在这一章中我们将从观视距离、不同年龄段儿童青少年的观看时长建议、适用于人眼视觉健康需求的显示产品要求、显示观视配套的光环境、儿童护眼投影仪的使用及 3D 影像对儿童青少年视觉的影响几方面，介绍如何科学有效地减少电子显示类产品引起的视疲劳，减少其对人眼的危害。

一、观视距离

    屏幕显示器的观视距离一般建议为屏幕对角线长度的 2 倍~2.5 倍，由于人眼存在视场角，考虑到儿童青少年眼睛尚处于发育状态，因此建议儿童青少年尽量采用正对屏幕的方式观看。

二、不同年龄段儿童青少年的观看时长建议

　　长时间用眼容易造成视疲劳。聚精会神地盯着手机、PAD 等屏幕时，屏幕上不断变换的光影会对眼睛造成持续的刺激。因此，为保护儿童青少年视觉健康，有效缓解视疲劳，应对儿童青少年观看电子产品的时长加以限制，2018 年国家卫健委发布的《中国青少年健康教育核心信息及释义》在合理用眼方面指出，要控制电子产品使用，非学习目的的使用单次不宜超过 15 分钟，每天累计不宜超过 1 小时。使用电子产品学习30 分钟 ~40 分钟后，休息远眺放松 10 分钟。连续使用电子产品的时间越短越好。

　　一般情况下，新生儿的双眼都处于远视状态，随着生长发育，逐渐趋于正常，直到学龄前基本达到正常。简单的计算公式为：年龄 × 0.2，一般青少年在 9 岁 ~10 岁（进入青春期前）应该具有 +100 度以上的远视储备，用于抵消青春期成长发育而产生的眼轴增长和继发的近视度数增加，但是目前我国青少年近视已呈现低龄化，远视储备早在婴幼年阶段就已消耗殆尽，因此对于不同年龄段青少年观看电子产品的时间长度我们建议如下：

　　——0 岁 ~5 岁：每次 10 分钟以内，观看后应放松远眺或在户外活动 40 分钟以上；

　　——5 岁 ~10 岁（青春期前）：每次 15 分钟以内，观看后应视远或在户外活动半小时以上；

　　——青春期：每次 30 分钟内，观看后最少应进行 15 分钟视远或户外活动，如条件允许，建议进行 30 分钟视远或户外活动。

三、适用于人眼视觉健康需求的显示产品要求

（一）屏幕亮度

屏幕亮度是指屏幕表面光的强弱的物理量，是衡量显示器屏幕发光强度的重要指标。它反映了人类的主观明亮感觉，也可表示色彩的明暗程度。过高或过低的屏幕亮度都容易引发视疲劳，对人眼视觉健康造成影响。

通过我们的实验研究发现，当屏幕亮度低于 $80cd/m^2$ 的时候，人眼的视疲劳累积会显著加剧。$80cd/m^2$~$240cd/m^2$ 范围的屏幕亮度对于缓解人眼视疲劳较好。目前市场上电子平板和手机产品的屏幕亮度通常都低于 $300cd/m^2$，大多数屏幕的最高亮度在 $100cd/m^2$~$300cd/m^2$ 之间，因此在家庭使用时，建议将亮度比例调整在上述范围内（如不清楚显示产品具体亮度，可以将其亮度设定在 75% 左右的亮度范围内），基本可以满足人眼观看屏幕的亮度需求。由于目前部分超高清电视的峰值亮度已可以达到 $1000cd/m^2$ 以上，因此儿童青少年在观看上述高亮度电视时，应选择 $400cd/m^2$ 以下的亮度进行观看。

（二）对比度

对比度是屏幕上同一点最亮时(白色)与最暗时(黑色)的亮度的比值，其对视觉效果的影响非常关键，一般来说对比度越大，图像越清晰醒目，色彩也越鲜明艳丽；而对比度小，则会让整个画面都灰蒙蒙的。高对比度对于图像的清晰度、细节表现、灰度层次表现都有很大帮助，尤其可以提升动态视频的显示效果。由于动态图像中明暗转换比较快，对比度

越高，人的眼睛越容易分辨出这样的转换过程，从而降低视觉疲劳。建议选择购买电子平板等显示产品时，购买对比度≥ 500 ∶ 1 的显示产品。

（三）色域

色域是对一种颜色进行编码的方法，也指一个技术系统能够产生的颜色的总和。简单来说，色域表示了设备所能显示的色彩范围，在某个色彩空间中所占的百分比，在同一个色彩空间里，色域越高的显示器，所能显示的色彩范围就越宽广，高色域对于缓解视疲劳是有着正向影响的，建议屏幕的色域覆盖率 NTSC-1931 ≥ 80% 或 DCI-P3-1976（覆盖率）≥ 80%。

（四）无拖尾

拖尾指显示设备在显示动态图像时出现的边缘发毛、看不清细节的现象。拖尾会在图像上出现一层残影，人眼观看的时候难以准确完成聚焦，会给眼睛造成非常大的负担。拖尾现象主要表现在电视的响应时间上。响应时间越短，液晶屏幕的拖尾现象越不明显。足够短的响应时间可以使得人眼在观看动态电视画面时没有残影。动态画面变换速度和眼睛的残影周期基本保持一致，或者快于人眼残影周期，可以保证眼睛聚焦良好，减缓眼疲劳的发生，降低因动态图像拖尾和残影对孩子眼睛造成的伤害。

四、显示观视配套的光环境

屏幕亮度和环境光亮度的差异过大会降低人眼在使用显示器时的舒适度。使用显示器时周围环境过暗或过亮，都会导致视觉疲劳的产生。

2013 年中国标准化研究院的视觉健康与安全防护实验室曾对 PAD 和各款市面主流品牌的智能手机进行了视觉健康舒适度评测。实验在设置好的暗室环境下进行，被试者进行时长为 45 分钟的观视实验 1（观看内容统一为当时国内知名的某综艺节目，屏幕亮度统一）。测试结果发现，被试者观看 PAD 和手机 45 分钟的视觉疲劳程度比观看 3D 电视高出 10%，可见高亮度、小屏幕在暗室环境下对人眼的刺激之强。在进行了桌面照度为 200lx 的补光（模拟室内开灯环境）后再行测试，被试者进行时长 45 分钟的观视实验 2 后，测试结果显示被试者视觉疲劳程度仅出现轻微增长，与阅读文案类工作的视觉刺激强度相当，并未出现疲劳状态猛烈增长的情况。由此可见，在观看手机、PAD 等近距离显示产品时，进行适度的补光对保护眼睛很有帮助。具体光环境需求可参照第四章中适宜人眼的光照需求章节。

五、儿童护眼投影仪的使用

近几年来，市场上出现了一些以保护视力为主要卖点的护眼投影仪。在广告宣传中，商家号称投影仪投到屏幕或者白墙上反射回来的光线，很接近于柔和的自然光，不会对眼睛造成危害。而且投影仪投出来的画面既大又清晰，不需要近距离紧盯屏幕也能看清屏幕上的画面而就帮助眼睛减轻了很多负担，进一步起到保护眼睛的作用。这听起来好像有道理，但儿童护眼投影仪真的可以保护视力么？

投影仪的光线是经墙面或者幕布漫反射后进入人眼，相比光线直接射入眼的电子屏幕更符合用眼习惯，但光线经漫反射后会降低亮度，对比度也更低，画面清晰度变差。观看低的亮度和对比度的投影画面时需要周围环境光较弱，需要把家里的灯关上，窗帘拉拢，环境漆黑一些才能看得清楚，这不仅不会对眼睛起到保护作用，反而会加剧视疲劳。此外，通常儿童投影仪的分辨率较低，动态画面不够清晰。孩子为了看清楚，不得不使劲盯着屏幕看，久而久之，眼部肌肉长时间得不到松弛，眼睛干涩、视力下降等也就在所难免了。

六、3D影像对青少年视觉的影响

随着近年来电影技术的进步，3D电影、IMAX巨幕走进各地影院，VR走进大家的日常生活。奇特的视觉效果带来了令人震撼的观影感受，使得3D显示在中国电影市场和家用显示市场被各个年龄层的观众青睐。可是，在欣赏大屏幕上精彩逼真的影像的同时，人们会发现，3D影像会引起许多不舒服的感觉，例如视力疲劳、眼睛干涩、头疼等，尤其是那些视力有问题的人们，会格外感觉不适，很多家长也开始担忧——3D的视觉效果对孩子的视力会不会造成伤害？

通常，人眼视觉成像是两只眼睛分别看到的"虚像"通过视觉神经融合在大脑中呈现出实像，而3D是两个实像的拟合，这确实会使视觉疲劳度累计增加，同时造成额外的脑力负荷。片源的质量及眼镜的质量也是影响视疲劳程度的重要因素，大脑前额存在一个思维反应区，后头枕区是视觉反应区。测试发现，较差片源的3D电影配合较差质量的3D眼镜，不仅会使观看者出现大量眼部不适的症状，部分人群后头枕区也会痛，头的整个神经反应区都会感觉到难受。因此，尽管目前还没有确切的实验数据证明观看3D电影会诱发儿童青少年眼部屈光不正，但观看3D影像易引起睫状肌的调节过度，肯定会造成视疲劳累计增加。因此还是建议家长在带孩子观看 3D 电影前阅读相关资料，挑选制作精良的 3D 影片。另外，因为目前大多数影院并未专门提供儿童适用的 3D 眼镜，镜框尺寸、眼镜重量都不适合孩子，且眼镜跟睫毛和角膜的接触存在卫生隐患，因此可以为孩子准备一副专用的儿童 3D 眼镜。VR 和 3D 电视已经逐渐在家庭中普及，考虑到 3D 技术强制融像的特性，因此使用此类 VR 或 3D 产品时，儿童青少年单次观看的时长建议不超过 20 分钟 ~25 分钟。此外，我们建议选购 PAD 和笔记本等 2D 显示产品时，选择视觉健康舒适度（VICO 指数）要小于 3 的产品，儿童青少年用的产品应小于 2。选购 3D 产品时，建议产品的视觉健康舒适度（VICO 指数）应在 3 以下。

一、近视防控的误区

（一）儿童验光配镜去眼镜店可以吗？

很多家长在给孩子配眼镜时会因不了解情况或图省事，随便找个眼镜店验光，导致很多孩子因眼睛度数不合适出现头晕、恶心等不良反应，严重的则会导致近视度数进一步加深。眼镜的验配是否合适直接关系到孩子眼睛的健康，正确的验光包括眼科检查、准确的验光，挑选合适的镜架、镜片，否则即使孩子戴上眼镜但效果会适得其反。儿童青少年的睫状肌调节能力较强，眼部睫状肌在紧张的状态下，会产生额外的调节性近视成分，为确保验光结果的准确性,12岁以下儿童要在专业医生指导下散瞳验光。

（二）不戴眼镜或只是看书的时候戴眼镜对吗？

很多低度近视的儿童家长有这样的想法，认为"孩子有低度近视不戴眼镜最好，戴上了反而有可能一辈子都摘不下来了"。其实这是不对的，因为眼睛的度数与眼睛本身以及用眼习惯等有关，近视后不戴眼镜会导致看外界的事物时非常吃力，眼睛容易疲劳不适。生长发育期的孩子需要特别注意，如果选择不戴眼镜度数将增长的更快！一般没有特殊情况都建议近视的孩子日常戴眼镜。正确地佩戴眼镜可以帮助清晰地看东西，还能让近视发展地慢一些。这点已经被很多研究证实。

（三）运动必须在户外吗？

科学研究发现，青少年每日保障至少 2 小时的户外活动时间是非常有利于预防近视和恢复的。多参加户外运动可以减少近距离用眼的时间，而增加了看远的时间，这有利于近视防治，对抑制眼轴增长有着促进作用。因此户外活动对于防治近视是十分重要的。

爱眼小贴士 ┃ 爱眼误区与真相

对于戴眼镜，你和父母是否有过下想法？

◎年龄还小，可能是假性近视。

83%首次被检测出的小朋友，近视度数超过100度。

◎眼镜戴上就摘不掉了，能不戴尽量不戴，度数低不用戴眼镜。

38%的学生，上课时才戴眼镜。

43%的近视学生，都没有佩戴眼镜。

◎课余不戴，戴眼镜不安全。

92%的学生，课余时都不戴眼镜。

*数据来源：中国标准化研究院与上海依视路光学有限公司青少年近视防控试点研究结果。

其实为了不让近视快速加深影响学业，做到以下几点是关键：

◎早检查，建议6岁以上的儿童青少年，需要定期接受全面、专业的视力检查，早发现，才能及时地尽早地控制近视发展。

◎有近视但是没佩戴合适眼镜，眼睛为了看清楚，会更努力地调节，所以会导致视疲劳，使度数增加。

◎课余时，如果视野模糊，不仅有束缚感，还可能因为看不清楚前方，发生不必要的意外；因此，建议选择安全性较高的PC材质镜片，让视野清晰，保护眼睛安全。

爱眼小贴士 | **如何选择第一副眼镜？**

不少家长怕孩子戴上眼镜而无法摘下，即使在孩子出现近视症状时，依然回避验光配镜，这也成为我国青少年近视率高发的重要原因。

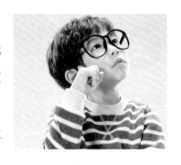

正确的做法应该是在孩子确诊为真性近视后，尽快采取行动配一副适合的眼镜。

但你知道吗？普通单光眼镜并不是最好的选择，因为现在孩子们的学习生活状况已和以往大不一样。如今孩子的学业压力不断增加，其中高达75%的在校学习都是通过视觉系统完成的，因此眼睛特别容易疲劳。视疲劳的危害不仅仅是眼睛干涩、酸胀，眼睛累了也可能导致大脑疲劳，无法集中注意力学习，从而大大影响学习效率和效果，常规而言视觉健康舒适度——VICO值小于2的产品可减缓视疲劳，降低视功能负荷。

二、近视防控的建议

近视是多种因素综合作用的结果，近视的防控涉及众多方面和众多环节，要想真正有效地实现近视防控的目的，需要采取"科普—科学验配—光环境改造（照明＋显示）—视功能跟踪"定制化解决方案系统性地进行近视防控。

（一）科普教育宣传

儿童青少年近视的防控需要学校、家长、老师的共同努力，但目前大家对近视的认识依然存在很多误区，应通过科普加强对视力健康教育的宣传，增强学生、家长、老师对视力健康管理的认知程度，从而自觉地选择有益于视力健康的行为生活方式。教育学生如何爱护眼睛、预防近视、弱视及其他眼疾的知识，指导家长正确对待孩子的视力问题。

（二）科学验配

对于近视眼来说，每天睁开眼睛的第一件事不是抓起床头的手机，而是先找到床头的眼镜。错误的验光配镜会导致戴镜者视物不清、头晕、恶心、眼球发胀、疼痛，严重影响戴镜者的学习工作和生活，甚至可能导致儿童青少年近视进一步加深！为儿童青少年选择眼镜时，要综合孩子的眼部健康情况、近视矫正及延缓近视进展的效果，以及家庭经济情况来进行综合选择。具体可参考第三章儿童青少年眼镜验配章节内容。

（三）光环境改造

半导体照明和新型显示技术的快速发展大大丰富了人类的视觉内容，

改变了人们传统的生活，人类处于人造光环境或直接面对人造光媒体的时间大大增加，已经占据了人们每天近三分之二的视物时长。不好的照明光环境会显著加重视觉信息感知和处理的负担，容易产生视疲劳现象，因此照明光环境是影响学生视力的重要原因之一。如2016年11月，重庆市卫生计生监督执法局公布2016年对全市部分学校卫生监督抽检结果，其中检查学校教学环境837所，责令限期改正546所，其主要原因就是教室照明灯具不达标，以及课桌椅不按要求配备。影响视觉的环境照明因素有很多方面，光环境的改造可具体参考第四章光环境要求及第五章有关电子产品使用指南章节中的具体内容。

（四）视功能跟踪

近视一般分为角膜性近视和眼轴性近视，角膜性近视通常不会转变为高度近视，眼轴性近视则多为高度近视，而高度近视则是视力致盲的第一病因。多项研究证实高度近视存在一定遗传倾向，对我国出生人口质量将带来一定负面影响，不仅危害当代人口素质，还殃及子孙后代。儿童青少年在进行视功能检查时，需要专门对角膜曲率/角膜屈光和眼轴长度进行测量，如果未进入青春期前的儿童青少年其眼轴长度已超过24.5mm以上，家长需要特别关注并考虑采取干预措施以防止其转为高度近视。因此，涵盖角膜曲率/角膜屈光和眼轴长度的儿童青少年视功能跟踪是十分必要的，它将为有效防控近视提供有的放矢的生理指标参考。

三、典型案例

近年来，中国标准化研究院视觉健康与安全防护实验室在其光生物机理的研究基础上，与上海依视路光学有限公司、常州市友晟电子有限公司、纳晶科技股份有限公司等多家单位合作研发了一系列保障视觉健康的眼镜［见图6-1 a）］、照明［见图6-1 b）］和显示类产品［见图6-1 c）］。2017年起，中国标准化研究院视觉健康与安全防护实验室在国家重点研发计划的支持下，会同北京同仁医院等多家机构，在全国多所中小学校开展了相关视觉健康产品的试点应用工作，探索出一条以近视防控科普讲座为先导、结合眼镜的科学验配以及光环境改造（照明和显示）、定期监测青少年眼轴长度和角膜屈光等核心眼生理指标的定制化近视防控模式。

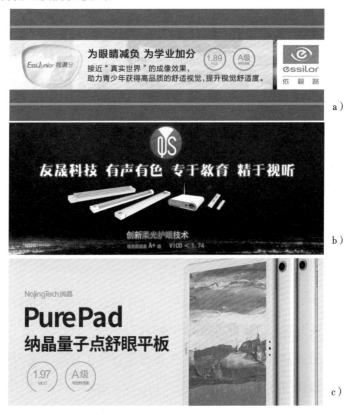

图6-1　保障视觉健康试点产品示例

2017 年 12 月，试点研究团队在北京朝阳师范学校附属小学对家长和老师进行了近视防控的科普教育，同时对学生进行了全面的视功能检测，为其中近视的同学进行了科学的验光配镜，在对教室光环境改造的同时，研究团队每学期对学生进行两次涵盖角膜曲率 / 角膜屈光、眼轴长度、人眼高阶像差、人眼睫状肌调节能力等多个生理参数的视功能检测，并对眼轴过长的学生进行了重点监测。经过一年的试点研究，参与试点项目的学生近视增加 100 度以上仅一人，其余没有明显变化。70.2% 的学生未发现近视，27.8% 轻度近视，2% 中度近视，近视情况好于同区域近视发生水平。

2018 年 3 月，该试点研究团队在绵阳市高新区火炬中学的两个国防重点班同样开展了"科普—科学验配—光环境改造（照明 + 显示）—视功能跟踪"的定制化近视防控试点研究。初始的视功能检测结果显示，参与试点研究的班级学生近视情况较为严重：无近视学生 11.1%，轻微近视 50.8%，中重度近视 38.1%。在对该团队系统地进行了科普教育、科学验光配镜及教室光环境改造的近视防控综合解决方案之后，两个班级的学生进行了两个学期的涵盖角膜曲率 / 角膜屈光、眼轴长度、人眼高阶像差、人眼睫状肌调节能力等多个生理参数的视功能跟踪。追踪结果显示：经过一年的试点研究，参与试点项目的班级无新增近视学生，原有近视学生中 3 人近视度数下降，仅 3 人度数增加接近 100 度，其余近视度数均未变化。

以上案例表明，采取"科学验配—光环境改造—视功能检测跟踪"的系统性解决方案可以实现有效的近视防控。

为建立近视防控的典型样板，生态校园行动工作委员会发起了防控儿童青少年近视的行动。

中华少年儿童慈善救助基金会
中国教育装备行业协会

关于开展中国"生态校园"行动的方案

为贯彻落实中共中央、国务院印发的《"健康中国2030"规划纲要》精神，提升校园环境，保护师生们的身心健康，中国教育装备行业协会和中华少年儿童慈善救助基金会共同发起开展中国"生态校园"行动，特制定如下方案：

一、背景意义

生态校园建设是未来教育发展的必然趋势，是健康教育的基础，中共中央、国务院印发的《关于深化教育体制改革的意见》中要求"营造健康的生态环境"，《"健康中国2030"规划纲要》也明确要求"将健康教育纳入国民教育体系，把健康教育作为所有教育阶段素质教育的重要内容，以中小学为重点，加快生态校园建设"。生态校园建设，要充分利用现代教育管理理念，应用先进教育技术装备，努力营造和谐、健康的生态校园环境，以促进我国教育事业健康持续发展。

二、活动主题

加快"生态校园"建设，保护师生身心健康。

三、目标任务

1

开展中国"生态校园"行动的总体目标是：以"立德树人"为根本任务，以全面推进素质教育为目标，以构建生态校园为平台，牢固树立"健康第一"的思想；重点加强生态校园建设，加强学生健康危害因素监测与评价；逐步全方位、全周期保障师生健康，大幅提高生态校园水平。

四、组织机构

主办单位：中华少年儿童慈善救助基金会
　　　　　中国教育装备行业协会

承办单位：中国教育装备行业协会学校后勤装备管理分会
　　　　　中华少年儿童慈善救助基金会爱健康专项基金

协办单位：社会捐赠单位

支持单位：中国建筑科学研究院
　　　　　中国保护消费者基金会
　　　　　北京市教育学会中小学后勤管理研究会

支持媒体：中国教育报、腾讯网等。

五、实施组织

为了更好地统筹协调推进"生态校园"建设工作，经研究，决定以中华少年儿童慈善救助基金会爱健康专项基金和中国教育装备行业协会学校后勤装备管理分会为主成立中国生态校园行动工作委员会。工作委员会在中华少年儿童慈善救助基金会和中国教育装备行业协会的领导下，组织实施"生态校园"相关活动。

中国生态校园行动工作委员会成员：

名誉主任：王富、王林

主任：李兴植

2

常务副主任：刘子玉

副主任：商相芹、孙广学、王海明、邓高峰、相宝生

委员：相关省、自治区、直辖市及计划单列市省市教育装备管理部门、教育装备行业协会及中小学校、企业负责人。

六、工作内容

开展中国"生态校园"行动将采取整体推进、分步实施的方法，通过以点带面、分类指导，有计划、有步骤地推动整体活动的开展，主要工作包括：

（一）宣传推广

开展健康教育、生态校园建设宣传活动，生态校园示范校、特色先进校推广活动。开展企业生态校园建设先进技术及特色产品的展示与推广。

（二）款物募集

由中华儿童慈善基金会负责开展向中外爱心团体、企业、个人募集善款和优质产品（主要包括空气治理、学生营养餐、安全健康饮水、照明、供暖、教学设备等优质产品）的公益募捐活动。

（三）捐赠活动

中华儿童慈善基金会与中国教育装备行业协会共同开展向全国中小学校、幼儿园、病残困学生捐助以及对大病、急病儿童给予救护帮扶等公益活动。

（四）学术研究

组织专家团队，举办生态校园高峰论坛，建立生态校园课题组，开展生态校园建设模式研究，开展生态校园示范校建设方案、科研论文征集评选工作。

3

（五）表彰授牌

宣传表彰中国生态校园示范校（特色先进校）和爱心企业，由活动主办单位为其授牌。

"生态校园"是二十一世纪校园建构的主轴，我们将以高度的责任感和使命感践行"生态校园"行动，积极推进我国教育事业健康持续发展。

中华少年儿童慈善救助基金会　　　中国教育装备行业协会

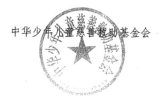 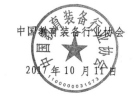

2017 年 10 月 11 日

4

附录二 于漪老师为本书作序（手写稿）

序

　　生态校园丛书《视觉健康与光环境》分册即将付梓出版，该书作者秦建平邀我为之作序，我欣然应允。

　　秦建平是一名科技工作者，青年才俊，在勤奋钻研专业的同时，还挤出时间关注我国儿童和青少年视觉健康的状况，收集文献资料进行调查研究，以科学的视角对视力的诸多问题进行剖析，并指出改进的良方，给读者实实在在的启发。在当今世界纷繁复杂的环境下，中小学生能否德智体美全面发展，能否身心健康成长，学校当然肩负着育的重任，但家庭、社会也同样担负着育人的千钧重担，三者形成合力，方能取得成效。为此，凡是社会上各行各业做了对促进中小学生健康成长的事，我这个终生从事基础教育的老教师总是心存感激。尽管我对视觉健康与光环境的科学原理知之甚少甚浅，但仍不揣粗陋，姑且说几句。

　　保护视力的重要性，可以说是妇孺皆知。

教育部门更是一而再、再而三地发文强调降低青少年近视率是工作重点，学校数十年来坚持做眼保健操，不可说不重视。然而，近些年来学生近视呈现高发、低龄化趋势是不争的事实，令人揪心。形成这种趋势，原因是多方面的，但认识肤浅、偏颇，防与治均不到位、屡见不鲜。如有的认为视力好不好是个人的小事，天生成的，遗传所至，没有办法。视力强弱对个人而言，也是大事，它不但影响人的身体健康，对人的心理、情绪、思维品质井均有影响，对人的学习、工作、生活均起十分重要的作用。儿童与青少年的成长离不开观察自然、观察社会。不管是读书、获取间接经验，还是参加实践、获取大自然与人类社会的直接经验，都必须有好的视力。观察，实际上是眼睛的采访，视力强或弱，影响到观察的广度、精度、深度、差异度，直接关系到认知的水平，收获的大小，怎能说是小事呢？儿童与青少年是我国新长征途中建设的主力军、生力军，他们的视觉健康不仅是他的身心健康的大事，而且是一个关乎国家和民族未来的大问题。中国特色社会主义建设事业许多部门都需要视力极好的人作奉献。站在国家大业的高度来认识，我们就不会掉以轻心，更会增强责任意识。

　　近视有先天遗传问题，但后天防治更为重要。这些年来，我们确实在"防"，确实在"治"，花了大量精力，但有两点似乎不够"到位"。一是工作常停留在"常识"层面，很少从科学的高度来研究，来实施。如何科学用眼、科学护眼，对眼科学要作点认真的探讨，认真的研究。学生读写光环境的营造与配置同样要作些科学探讨。凭经验，凭主观臆想，缺少扎扎实实的科学依据，防治的质量就可想而知。再如说的眼保健操，每个动作起什么作用，做到哪个份上才起作用，不少老师、学生讲不出个一二三四。于是，做操就往往流于形式，收不到预期的效果。我们尚需要眼科学常识的普及，学生、家长、老师眼科学普及知识水平越高，防治质量必然大大提升。二是碰到事情、碰到问题，就把视觉健康置之脑后。对手机的迷恋对号数的崇拜，对各种读训各种补课无穷无尽的加码，使得视力过度运用，视觉健康怎不受到损害？这些情况的出现，"防治"先被重视，学生、家长、民师、社会培训部门都有不可推卸的责任。

儿童与青少年是家庭的宝贝，国家的财富面对他们近视高发问题，读点科学防治的书，切实把防治工作做到位，呵护好孩子的眼睛，让他们拥有一个光明的未来。这是功德无量的事。

于海

2019.8.18.

附录三 "生态校园建设丛书"编辑委员会成员工作职务

柳　斌　国家教委原副主任

线联平　北京市教委原主任　北京市高校学会会长

程天权　中国人民大学原党委书记

李稚田　北京师范大学教授、博士生导师

王　富　中国教育装备行业协会会长

刘子玉　生态校园行动工作委员会常务副主任

蔡建奇　中国标准化研究院视觉健康与安全防护实验室主任

柴旭津　北京教育装备行业协会会长

邓高峰　中国建筑科学研究院低碳建筑研究中心主任

段金星　北京市延庆小学校长

郭晋宝　河北省教育技术装备管理中心主任

胡玉泉　北京市昌平区人大办公室原主任

京　梅　北京电视台总编室主任编辑

姜文义　青岛市教育后勤保障服务中心主任

彭干瑜　湖南省教育生产装备处处长

彭志新　安徽省教育厅处长

覃苏琼　湖南省教育生产装备处原副主任

刘彦平　天津市教育委员会教育技术装备中心科长

刘定鸣　山西省教育技术装备中心主任

孙广学　北京教育学会中小学后勤管理研究会常务副会长兼秘书长

孙宇新　辽宁省教育厅体卫艺处副处长

王　戈　天津市教育委员会教育技术装备中心副主任

王书勤　山东省电教馆馆长

王德如　河南省教育技术装备管理中心主任

王雅薇　北京中艺未来文化科技发展有限责任公司董事长

王　旭　北京合创锐博教育咨询有限公司总经理

杨大伟　中国教育装备行业协会学校后勤装备管理分会秘书长

于文泉　香港华夏基金会项目学校协作会理事长

姚智如　河北省教育技术装备管理中心原副主任

张　捷　北京市昌平区教师进修学校教研员

张　宁　辽宁教育学院党政办（外事办）副处级调研员

翟　晗　辽宁省教育技术装备中心秘书长

詹万生　中国教育科学研究院研究员、访问学者导师、硕士研究生导师

樊海龙　北京昌平百善学校校长

范义虎　湖北省教育技术装备办公室主任

刘延彬　中小学生态校园行动工作委员会副秘书长

马　波　甘肃省教育装备办公室主任

纪克宁　青岛西海岸新区黄山初级中学校长

孙宏根　南京市教育装备与勤工俭学管理办公室副主任

宿静静　中国教育装备行业协会 学校后勤装备管理分会主任助理

温莹莹　生态校园行动工作委员会办公室主任

张　弨　北京中科浩电科技有限公司战略发展部部长

王伦波　青岛市崂山区华楼海尔希望小学校长

王可昕　加拿大皇家大学

张海霞　北京市呼家楼中学校长

郑克瑜　北京市第十五中学南口学校校长

张景海　北京市昌平区成人教育中心主任

参考文献

[1] 人民网，http://politics.people.com.cn/n1/2018/0828/c1024-30256097.html.

[2] Jianqi Cai，Wentao Hao，Ya Guo，et al. Influence of LED correlated color temperature on ocular physiological function and subjective perception of discomfort，IEEE Access，2017 ，PP (99)：1-1.

[3] Jianqi Cai，Wentao Hao，Ya Guo，et al. The effect of optical performances of LED luminaire on human ocular physiological characteristics，IEEE Access，2018.

[4] 赵堪兴，杨培增. 眼科学. 第8版. 北京：人民卫生出版社，2013.

[5] 刘祖国. 眼科学基础. 第3版. 北京：人民卫生出版社，2018.

[6] 蔡建奇，陈凯，胡李敏，等. 评价LED照明产品对人眼舒适度影响的新方法. 照明工程学报，2013，S1：22-26.

[7] 杨帆，许建兴，蔡建奇，等. 多款不同光参数LED教室灯对视觉健康舒适度的影响. 照明工程学报，2015，04：72-75.

[8] 瞿佳. 眼视光学理论和方法. 第3版. 北京：人民卫生出版社，2018.

[9] 蔡建奇，杨帆，杜鹏，等. 不同亮度大尺寸显示屏对视觉健康舒适度的影响——以LED与DLP显示屏比较研究为例. 照明工程学报，2015：01，94-98.

[10] 蔡建奇，杜鹏，郭娅，等. iPad使用过程中环境照度对人眼视觉质量的影响研究. 照明工程学报，2016，06：6-9.

[11] The epidemic of myopia in East and Southeast Asia，Ian Morgan，Australian Natl Univ.

[12] University of New South Wales. The Impact of myopia and high myopia，Sydney，Australia 16-18 March 2015.

[13] 郭娅，蔡建奇. 国内眼镜及镜片现行标准对比研究. 标准科学，2016（3）：55-60.

[14] 蔡建奇，高伟，郭娅，等. 健康照明的基础研究和标准研制的探讨. 照明工程学报，2017，06：24-28.

[15] 中华医学会眼科学分会眼视光学组. 重视高度近视防控的专家共识(2017)[J].中华眼视光学与视觉科学杂志，2017，19（7）：385-389.

[16] 姜珺. 近视管理白皮书（2019）. 中华眼视光学与视觉科学杂志, 2019，21（3）：161-165. DOI:10.3760/cma.j.issn.1674-845X.2019.03.001.

[17] Jun Jiang. Expert Consensus on Myopia Management White Paper (2019).

Chinese Journal of Optometry Ophthalmology and Visual science, 2019, 21(3):161-165.

[18] Ma Y, He X, Zou H, et al. Myopia screening: combining visual acuity and noncycloplegic autorefraction[J]. Optom Vis Sci, 2013,90(12):1479-1485. DOI: 10.1097/OPX.0000000000000095.

[19] 儿童青少年近视普查工作流程专家共识（2019）1 [J].

[20] 蔡建奇，邵光达. LED电视在2D模式下的视觉健康舒适度测试研究，电视技术，2014，06: 55-57.

[21] 蔡建奇，王薇，邵光达. LED电视在3D模式下的视觉健康舒适度测试研究，电视技术，2014，24: 47-49.

[22] 王媛媛，蔡建奇，黄帅，等. 不同色温发光二极管面板灯对人眼视觉质量的影响. 中华眼视光学与视觉科学杂志，2016，18（9）：517-520.

[23] 中华医学会眼科学分会眼视光学组. 儿童屈光矫正专家共识（2017）[J].中华眼视光学与视觉科学杂志，2017，（12）：705-710. DOI: 10.3760/cma.j.issn.1674-845X.2017.12.001.

[24] Walline JJ, Jones LA, Mutti DO, et al. A randomized trial of the effects of rigid contact lenses on myopia progression[J]. Arch Ophthalmol, 2004,122(12):1760-1766. DOI: 10.1001/archopht.122.12.1760.

[25] 国际角膜塑形学会亚洲分会. 中国角膜塑形用硬性透气接触镜验配管理专家共识(2016年)[J]. 中华眼科杂志，2016，(5):325-327. DOI: 10.3760/cma.j.issn.0412-4081.2016.05.002.

[26] Huang J, Wen D, Wang Q, et al. Efficacy Comparison of 16 Interventions for Myopia Control in Children: A Network Meta-analysis[J]. Ophthalmology, 2016,123(4):697-708. DOI: 10.1016/j.ophtha.2015.11.010.

[27] Qing Wang, Haisong Xu, Rui Gong, et al. Investigation of visual fatigue under LED lighting based on reading task. Optik (– International Journal for Light and Electron Optics), 2015, 126 (15-16): 1433-1438.

[28] Cho P, Cheung SW, Edwards M. The longitudinal orthokeratology research in children (LORIC) in Hong Kong: a pilot study onrefractive changes and myopic control[J]. Curr Eye Res, 2005,30(1):71-80.

[29] Hiraoka T, Kakita T, Okamoto F, et al. Long-term effect of overnight

orthokeratology on axial length elongation in childhood myopia: a 5-year follow-up study[J]. Invest Ophthalmol Vis Sci, 2012, 53(7): 3913-3919. DOI: 10.1167/iovs.11-8453.

[30] 杨帆，王媛媛，蔡建奇，等. 观看2D/3D电视对人眼视觉质量的影响. 中华眼视光学与视觉科学杂志，2016，18（9）：525-528.

[31] 蔡建奇，杨帆，郭娅，等. 不同波动深度教室灯对人眼视觉质量的影响，中华眼视光学与视觉科学杂志，2016，18（9）：521-524.

[32] Qing Wang, Haisong Xu, Jianqi Cai. Chromaticity of white sensation for LED lighting. Chinese Optics Letters, 2015，13 (7): 073301.

[33] Hasebe S, Ohtsuki H, Nonaka T, et al. Effect of progressive addition lenses on myopia progression in Japanese children: a prospective, randomized, double-masked, crossover trial[J]. InvestOphthalmol Vis Sci, 2008,49(7):2781-2789. DOI: 10.1167/iovs.07-0385.

[34] Correction of Myopia Evaluation Trial 2 Study Group for the Pediatric Eye Disease Investigator Group. Progressive-addition lenses versus single-vision lenses for slowing progressionof myopia in children with high accommodative lag and near esophoria[J]. Invest Ophthalmol Vis Sci, 2011,52(5):2749-2757. DOI: 10.1167/iovs.10-6631.

[35] Cheng D, Schmid KL, Woo GC. The effect of positive-lens addition and base-in prism on accommodation accuracy and near horizontal phoria in Chinese myopic children[J]. Ophthalmic Physiol Opt, 2008,28(3):225-237. DOI: 10.1111/j.1475-1313.2008.00560.x.

[36] Cheng D, Woo GC, Schmid KL. Bifocal lens control of myopic progression in children[J]. Clin Exp Optom, 2011,94(1):24-32. DOI: 10.1111/j.1444-0938.2010.00510.x.

[37] F Yang，J Cai，Y Guo，et al. Based on High Order Aberration Analysis of Influence Index of Vision Fatigue by Watching 3D TV，International Conference of Design , 2016 :663-669.

[38] Ya Guo，Wentao Hao，Xiaoxiang Yang，et al. Comparison of visual fatigue visual function variations caused by different LED flickers and fluctuation depths，IEEE Xplore，2017 : 121-124.

[39] Yang Z, Lan W, Ge J, et al. The effectiveness of progressive addition lenses on the progression of myopia in Chinese children[J]. Ophthalmic & Physiological Optics the Journal of the British College of Ophthalmic Opticians, 2010, 29(1):41-48.

[40] Ya Guo, Wentao Hao, Jianqi Cai. Impact of VR devices on visual comfort of human eyes: a comparison between VR devices and traditional 3D instruments, CIE conference, 2017.

[41] Cheng D, Woo GC, Drobe B, et al. Effect of bifocal and prismatic bifocal spectacles on myopia progression in children: three-year results of a randomized clinical trial[J]. JAMA Ophthalmol, 2014,132(3):258-264. DOI: 10.1001/jamaophthalmol.2013.7623.

[42] Gwiazda J, Hyman L, Hussein M, et al. A randomized clinical trial of progressive addition lenses versus single vision lenses on the progression of myopia in children[J]. Invest Ophthalmol Vis Sci,2003,44(4):1492-1500.

[43] Berntsen DA, Sinnott LT, Mutti DO, et al. A randomized trial using progressive addition lenses to evaluate theories of myopia progression in children with a high lag of accommodation[J]. Invest Ophthalmol Vis Sci, 2012,53(2):640-649.DOI: 10.1167/iovs.11-7769.

[44] 蔡建奇，王媛媛，杜鹏，等. 基于视觉生理指标的发光二极管光健康影响. 中华眼视光学与视觉科学杂志，2016，18（9）：513-516.

[45] 蒋丽君，朱永唯，郭志丽，等. 短波光防护眼镜控制儿童近视发展的效果评估. 中国眼耳鼻喉科杂志 , 2016，16（5）：326-329.

[46] Walline JJ, Gaume Giannoni A, Sinnott LT, et al. A Randomized Trial of Soft Multifocal Contact Lenses for Myopia Control: Baseline Data and Methods[J]. Optom Vis Sci, 2017.

[47] Cooper J, O Connor B, Watanabe R, et al. CaseSeries Analysis of Myopic Progression Control With a Unique Extended Depth of Focus Multifocal Contact Lens[J]. Eye Contact Lens, 2018,44(5):e16-16e24. DOI: 10.1097/ICL.0000000000000440.

[48] Li SM, Kang MT, Wu SS, et al. Studies using concentric ring bifocal and peripheral add multifocal contact lenses to slow myopia progression in school-

aged children: a meta-analysis[J]. Ophthalmic Physiol Opt, 2017, 37(1):51-59. DOI: 10.1111/opo.12332.

[49] 蔡建奇. 照明产品健康舒适度评价方法及指标评价体系概述. 中国标准化：英文版，2014（5）：68-73.

[50] Faria-Ribeiro M, Amorim-de-Sousa A, Gonz á lez-M é ijome JM. Predicted accommodative response from image quality in young eyes fitted with different dual-focus designs[J]. Ophthalmic Physiol Opt, 2018,38(3):309-316. DOI: 10.1111/opo.12443.